I0073736

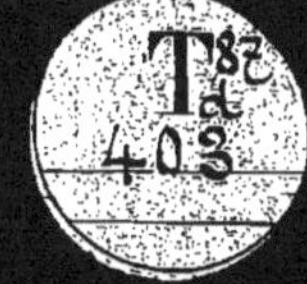
T 82
d
403

ESSAI

SUR LES

TUMEURS DE LA VOUTE DU CRANE

CONSTITUÉES

PAR DU LIQUIDE CÉPHALO-RACHIDIEN

CONSÉCUTIVEMENT AU TRAUMATISME

OU DE LA CÉPHALHYDROCÈLE TRAUMATIQUE

PAR

Gaston VIVIEN

DOCTEUR EN MÉDECINE DE LA FACULTÉ DE PARIS

ANCIEN EXTERNE DES HOPITAUX (CONCOURS DE 1876)

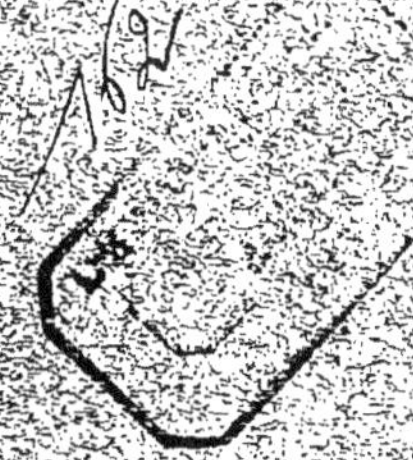

PARIS

ALPHONSE DERENNE

52, Boulevard Saint-Michel, 52

1883

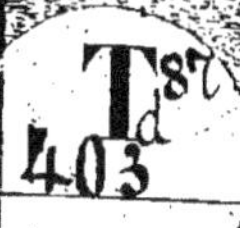

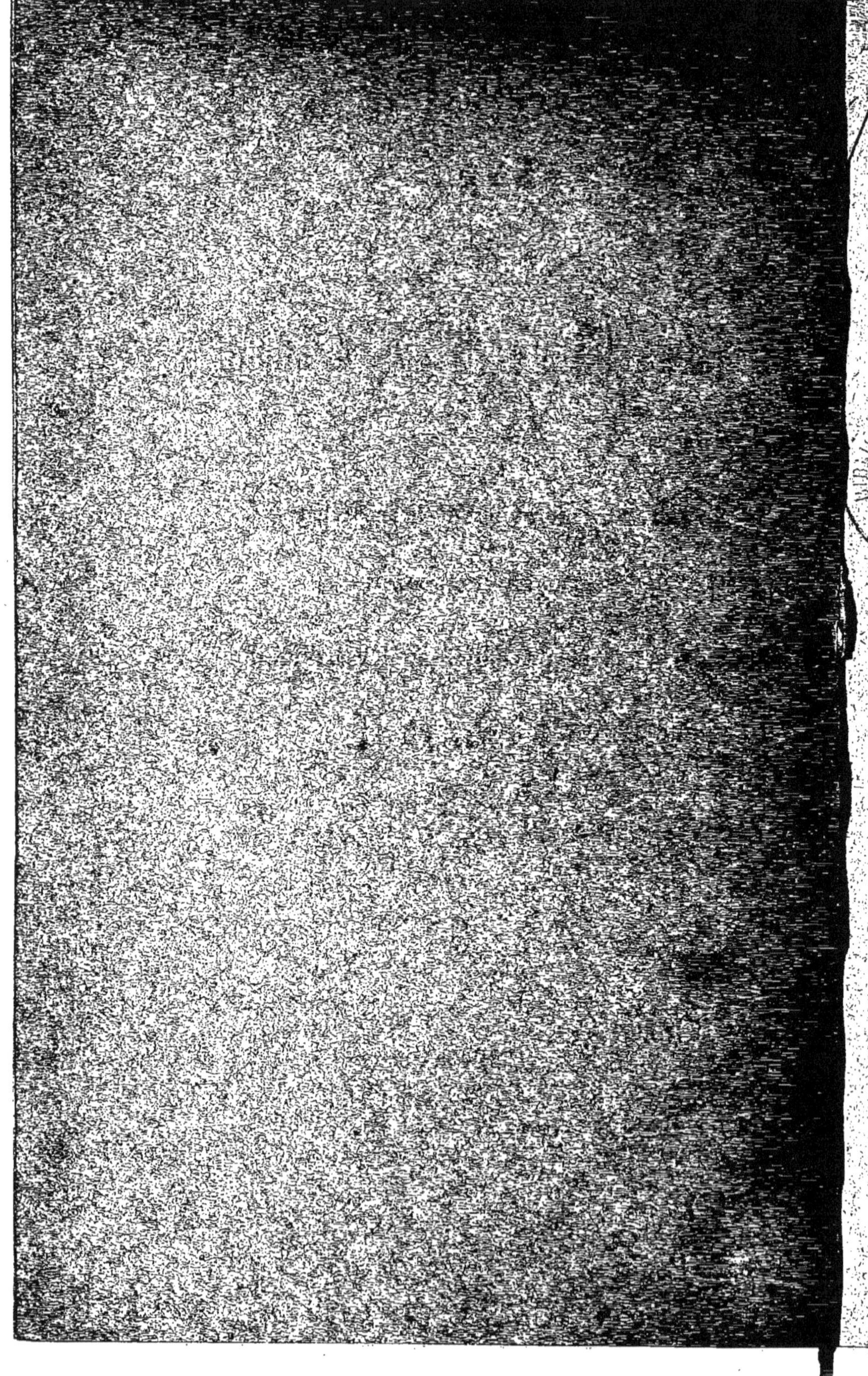

ESSAI

SUR LES

TUMEURS DE LA VOUTE DU CRANE

CONSTITUÉES

PAR DU LIQUIDE CÉPHALO-RACHIDIEN

CONSÉCUTIVEMENT AU TRAUMATISME

OU DE LA CÉPHALHYDROCÈLE TRAUMATIQUE

PAR

Gaston VIVIEN

DOCTEUR EN MÉDECINE DE LA FACULTÉ DE PARIS

ANCIEN EXTERNE DES HOPITAUX (CONCOURS DE 1876)

PARIS

ALPHONSE DERENNE

52, Boulevard Saint-Michel, 52

1883

A MON PÈRE, A MA MÈRE

A MA GRAND'MÈRE AMARANTHE GUILLE

A MON ONCLE CHARLES GUILLE

A TOUS MES PARENTS

A MES AMIS

A. M. GUÉNIOT

Professeur agrégé à la Faculté de Médecine de Paris
Chirurgien des hôpitaux

A MON PRÉSIDENT DE THÈSE

M. VERNEUIL

Professeur de clinique chirurgicale à la Faculté de Médecine de Paris
Officier de la Légion d'honneur, etc.

A M. LE DOCTEUR MORVAN

Chevalier de la Légion d'Honneur

ESSAI

SUR LES

TUMEURS DE LA VOUTE DU CRANE

CONSTITUÉES PAR DU LIQUIDE CÉPHALO-RACHIDIEN

CONSÉCUTIVEMENT AU TRAUMATISME

OU DE LA CÉPHALHYDROCÈLE TRAUMATIQUE

INTRODUCTION

L'issue du liquide céphalo-rachidien hors de la cavité crânienne à la suite des fractures du crâne, même celles de la voûte, est un fait aujourd'hui parfaitement connu, indiqué dans les livres classiques comme un des meilleurs symptômes de ces fractures. Mais ce que l'on sait moins, c'est que, à la suite de ces mêmes fractures, ce liquide peut se collecter sous les téguments du crâne et former de véritables tumeurs.

Nous suivions le service de M. le professeur Verneuil, quand M. le Dr Redard, chef de clinique de la Faculté, attira notre attention sur un malade de ce service, qui, s'étant logé deux balles de révolver dans la tête, était porteur d'une tumeur de cette espèce.

Qu'il nous permette de lui adresser dès à présent nos remercîments pour avoir attiré notre attention sur un cas aussi intéressant. Ce cas, en effet, était intéressant, mais à un double point de vue : au point de vue de la collection de liquide céphalo-rachidien sous les téguments, et au point de vue de la présence de deux projectiles dans la cavité crânienne. Nous avions donc à faire un choix. Or, d'après les recherches bibliographiques que nous entreprîmes, ce dernier point nous parût mieux connu, mieux étudié que le premier. C'est pour cette raison que nous avons préféré faire un essai sur les *Tumeurs de la voûte du crâne formées par le liquide céphalo-rachidien.*

Ce n'est pas à dire qu'aucun travail n'ait été publié sur les collections du liquide céphalo-rachidien à la voûte du crâne après le traumatisme : car il existe sur ce sujet une excellente monographie due à M. le Dr Guilbaud (1). Mais, en raison du petit nombre de cas sur lesquels elle repose, nous avons cru, qu'en recueillant de nouvelles observations, on pouvait espérer faire une étude plus complète de ces tumeurs, et nous nous sommes mis à l'œuvre.

1. F. Guilbaud. *D'une tumeur de la voûte du crâne formée par le liquide céphalo-rachidien.* Thèse, Paris, 1870.

HISTORIQUE

Malgré nos recherches, nous n'avons rencontré nulle part une mention suffisamment explicite de tumeurs de cette nature, avant la thèse de Daix (1). Cet auteur rapporte le cas observé par Marjolin en 1862, à l'hôpital Sainte-Eugénie. Il se borne à constater la possibilité de la formation de semblables tumeurs, à la suite d'épanchement du liquide céphalo-rachidien sous les téguments restés intacts.

En 1867, on en observa un cas dans le service de M. le Dr Potain, à l'hôpital Necker.

En 1869, le Dr J. Warrington-Haward en publia un cas (2). L'observation se trouva traduite la même année dans la *Gazette hebdomadaire*. Après avoir pris connaissance de l'observation dans l'original, nous avons cru devoir modifier certains passages de la traduction. Les passages ainsi modifiés se trouvent imprimés en lettres italiques.

En 1870, le Dr F. Guilbaud utilisa les trois observations précédentes, pour faire de l'étude de cette tumeur le sujet de sa thèse inaugurale. A cette époque, M. le Dr A. de Saint-Germain, à l'article *Crâne, du Nouveau dictionnaire de Médecine et de Chirurgie*, avait déjà mentionné la

1. Daix. *Considérations pratiques sur quelques symptômes des fractures du crâne*. Th. Paris, 1863.

2. *The Lancet*, 1869, t. II, p. 79.

tumeur observée par Marjolin en la qualifiant de tumeur due probablement à l'épanchement du liquide céphalo-rachidien. M. le Dr Duplay (1) l'avait signalée comme un symptôme rare des fractures du crâne ; il la décrivait comme une tumeur fluctuante, transparente et pulsatile.

En 1866, un enfant porteur d'une tumeur de cette espèce, était entré dans le service de Giraldès, à l'hôpital des Enfants malades. Le cas est rapporté par M. Bourneville, alors interne à cet hôpital. Giraldès, en résumant cette observation dans une de ses cliniques, ne se prononce pas sur la nature de la tumeur, et ne cite comme fait remarquable que l'apparition d'une hydrocéphalie (2).

En 1876, M. le Dr C. Lucas (3) en Angleterre, et M. Eméry (4), interne des hôpitaux, en France, en rapportent chacun un cas. Le Dr Lucas en cite un autre cas, dû au Dr Erichsen (5). La terminaison fatale de ce dernier cas le décida à se prononcer contre l'intervention chirurgicale. Tel fut aussi l'avis de M. le Dr Desprès, lors de la communication à la Société anatomique du cas d'Emery. Alors pour la première fois furent prononcés les mots de méningocèle traumatique, comme qualificatifs de cette espèce de tumeur.

Nous examinerons plus loin l'exactitude de cette dénomination.

1. *Traité élémentaire de pathologie externe*, par Follin et S. Duplay. Paris 1868-1869, t. III, p. 473.
2. *Cliniques de Giraldès*, 1869. p. 719 et 730.
3. Guy's hospital Reports, 1876, p. 363.
4. *Bulletins de la Société anatomique*, 1876, p. 36.
5. Erichsen. *Science and art of surgery*, 1872, vol. I, p. 423.

En 1881, de Dr Reckitt (1) en publia un cas dont il fit aussi un cas de méningocèle traumatique.

La même année le Dr Kingston Barton (2) publia un cas observé chez l'adulte, sans se prononcer sur la nature de la tumeur. Nous ferons remarquer que tous les cas cités précédemment avaient été observés chez l'enfant.

Enfin, en 1882, M. le Dr Bottez, dans son étude sur les tumeurs de la région temporale (3), consacre un chapitre spécial aux tumeurs contenant du liquide céphalo rachidien : mais il ne cite que deux observations, celles de Marjolin et de Lucas.

Nous avons cru pouvoir faire rentrer dans la catégorie de ces tumeurs, une tumeur formée par la saillie notable d'une cicatrice située au-dessus de l'orifice d'une couronne de trépan. Le sujet, chez qui cette tumeur fut observée, fut présenté à la société pathologique de Londres, par M. George Lawson (4).

1. The Lancet 1881, t. I. p. 909.
2. The Lancet. 1881, t. I. p. 248.
3. Bottez, contribution à l'étude clinique des tumeurs de la région temporale. Th. Paris, 1882.
4. *Bristish médical Journal*. 1870. t. I. p. 167.

ANATOMIE PATHOLOGIQUE

Les tumeurs, dont nous rapportons l'observation, se sont montrées dans les régions fronto-pariétale et temporale constamment au-dessous des plans aponévrotiques.

Nous examinerons d'abord leur constitution, puis la solution de continuité des os, des méninges, et même du cerveau qui leur a permis de se former en livrant une issue au liquide céphalo-rachidien.

I

L'examen de leur constitution comprend celui de leurs parois, superficielle et profonde, et celui de leur contenu.

A. Examen des parois.

a. — Paroi superficielle. — Cette paroi est formée par les téguments ordinairement intacts et ayant conservé leur aspect normal, mais plus ou moins amincis et confondus, par suite de la distension qu'ils ont éprouvée, surtout dans les cas observés chez les enfants. Cependant, dans les cas suivis d'autopsie on a pu reconnaître à leur face profonde, tantôt la péricrâne (obs. III), tantôt l'aponévrose épicranienne (obs. II). Dans un cas (obs. VII) on a signalé, sans plus spécifier, une lame fibreuse d'apparence et de consistance aponévrotique (aponévrose épicrânienne ou cicatrice fibreuse ?). Faisons remarquer ici que l'auteur de cette observation donne à la tumeur le nom de méningocèle traumatique, sans avoir désigné d'une façon explicite une méninge quelconque comme faisant partie des parois de la poche. Dans un autre cas (obs. VIII), sans constatation anatomique, on diagnostique une méningocèle, en se fondant seulement sur les symptômes observés. Au chapitre consacré à la Pathogénie, nous discuterons ces observations à ce point de vue, et nous montrerons que c'est surtout par analogie qu'on a fait un tel diagnostic.

b. Paroi profonde. — Elle est constituée par l'os revêtu ou non du péricrâne. A l'union de la paroi superficielle et de la paroi profonde, on rencontre quelquefois un bourrelet dur, saillant surtout supérieurement (Obs. II), taillé à pic comme celui d'un céphalœmatôme (Obs. I), osseux (Obs. VII).

B. — EXAMEN DU CONTENU.

a. Caractères physiques. — Le liquide, obtenu après une première ponction est ordinairement clair, transparent, limpide, très fluide ; on l'a comparé dans un cas au liquide de l'hydrocèle. Quelquefois il est opalescent, légèrement trouble, contenant quelques flocons fibrineux en suspension, ou même des grumeaux blancs de même nature. Sa couleur, indiquée dans trois cas, était jaune clair, jaunâtre ou citrine. Dans un de ces cas, le liquide, d'abord jaunâtre, prit une teinte de plus en plus rougeâtre ; les dernières portions tout à fait rouges, ressemblaient à du sirop de groseille étendu d'eau (Obs. I).

Mais, lorsque la ponction a été renouvelée, les caractères du liquide se trouvent modifiés, quelquefois dès la deuxième ponction. D'abord, il devient louche ; dans un cas, sa couleur s'est modifiée : de citrin, il est devenu jaunâtre ; après incision de la tumeur, on l'a vu tacher le linge en rose (Obs. IV) ; plus tard, il peut devenir purulent : une méningo-encéphalite s'est déclarée.

Densité. — Dans un cas, on a trouvé que le poids spécifique du liquide recueilli, était 1.0059. On sait que la densité du liquide céphalo-rachidien est 1.0060 (Robin, *Traité des humeurs*).

Quantité. — Le poids du liquide recueilli à la première ponction a été dans les différents cas de 45, 60, 90, 120, 135 grammes. Il s'est même élevé dans un cas à 250 grammes (1). Mais ces chiffres n'indiquent pas la quantité absolue du liquide contenu dans la tumeur. Il faut tenir compte, en effet, de la durée de l'évacuation, et l'on sait avec quelle rapidité le liquide céphalo-rachidien se reproduit : dans un cas (Obs. XI) où il s'écoulait librement au dehors, on put en recueillir 30 grammes en une heure. Nous n'insisterons pas davantage ici, sur cette propriété du liquide céphalo-rachidien ; nous aurons l'occasion de la remettre en évidence, quand nous étudierons la marche de l'affection,

b. — *Caractères chimiques.* — C'est un liquide alcalin (Obs. XI). Dans un cas (obs. IV), traité par le nitrate d'argent, le liquide a donné un léger précipité blanc cail-

1. Quantité supérieure à la quantité totale du liquide céphalo-rachidien, si l'on adopte les chiffres de Cotuguo (150 gr.) ou de Magendie (63 gr.). Plus récemment, Longet l'a évaluée à 372 grammes.

leboté, révélant ainsi la présence du chlorure de sodium, qui s'y trouve en quantité notable, comme on le verra plus loin. A l'essai par la chaleur (Obs. I), pas de trouble; par l'acide azotique, légère coagulation, suivie bientôt de la formation d'un caillot, mou, transparent, fibrineux; il ne renferme en effet que des traces d'albumine, ce qui le distingue du sérum sanguin.

c. Composition. Analyses. — Dans les observations V et XI, on a noté que le liquide ne renfermait pas de sucre. On verra d'après les analyses suivantes que c'est un liquide très aqueux; riche en chlorure de sodium, et ne renfermant que des traces d'albumine.

Nous donnons en regard des analyses extraites des observations I et V, l'analyse du liquide céphalo-rachidien.

Observation I.

Eau		97,500
Matières organiques.		
Mucus et matière organique, appréciable par l'alcool	0,960	1,800
Albumine, fibrine, sang	traces	
Matières organiques indéterminées	0,840	
Cendres.		
Chlorure de sodium	0,426	0,640
Phosphate et carbonate de chaux	0,018	
Sels non déterminés	0,196	
		100,000

Observation V

Matière organique	0,19
Sel commun (chlorure de sodium)	0,43
Autres sels	0,31
Eau	99,07
	100,00

Liquide céphalo-rachidien (Robin).

Principes de la 1re classe.	
Eau	985 à 981
Chlorure sodique et potassique	6 à 8
Carbonate de soude	0,60 à
Phosphates alcalins et terreux	0,09 à 0,4
Principes de la 2e classe.	
Lactates de soude. — Principes dits extractifs	4,74 à 11
Glycose (Cl. Bernard), quantité non dosée.	
Principes gras	non indiqués
Albumine sèche	4,74 à 1,3
	1000,00

II

Nous allons examiner successivement sur les os, sur les méninges, et sur le cerveau, les lésions qui établissent une communication entre la cavité de la tumeur d'une part, et l'espace sous-arachnoïdien, et quelquefois l'un des ventricules latéraux, d'autre part.

Os. — Chez les enfants, la lésion osseuse consistait soit dans un enfoncement plus ou moins circonscrit (obs. IV, V, VIII), soit dans une fêlure.

Dans un cas d'enfoncement, l'orifice ainsi formé, situé au niveau de la suture squamo-temporale, était assez grand pour admettre l'extrémité de l'index (obs. VIII) ; dans un autre cas (obs. IV), où l'enfoncement était surmonté d'une fêlure du pariétal, dirigée obliquement en haut et un peu en arrière, l'extrémité du petit doigt pénétrait sans obstacle au niveau de l'enfoncement. Dans ces deux cas, l'orifice s'ouvrait dans la fosse temporale. Dans un troisième cas (obs. V), il y avait deux orifices, l'un antérieur à l'union des portions écailleuse et mastoïdienne du temporal, par conséquent dans la fosse temporale; l'autre hors des limites d'insertion de l'aponévrose temporale, au niveau de l'astérion. Cette disposition explique la formation de tumeurs, superficiellement isolées, communiquant profondément : l'une d'elles, antérieure, correspondant à l'orifice antérieur, avait envahi la fosse temporale, et ses contours en dessinaient les limites ; l'autre, postérieure, correspondant à l'orifice postérieur, était de beaucoup plus petite, ayant pour se développer un champ moins vaste, et plus de résistances à vaincre.

Dans les cas de félure, deux fois la fracture s'étendait horizontalement sur l'os pariétal, ses extrémités dépassant dans un cas les limites de la tumeur ; une fois, elle intéressait l'os frontal, se dirigeant obliquement de l'extrémité interne de l'arcade sourcillière vers la région temporale. Toutes ces félures présentaient un écartement notable à leur partie moyenne (34 millim., 7 millim., 3 centimètres). L'examen des conditions de cet écartement sera utilisé pour l'étude de la pathogénie.

Chez l'adulte, sur trois cas, deux fois on a eu affaire à des fractures par armes à feu : dans l'un de ces cas, on a pu constater une petite dépression circulaire, siégeant sur l'os frontal. (obs. X). Dans le troisième cas, on se trouva en présence de l'orifice persistant d'une couronne de trépan (obser. XI).

Méninges et cerveau. — On a constaté (Obs. II), au niveau de la partie moyenne de la fracture, c'est-à-dire au niveau du point d'écartement maximum des fragments, en même temps que la déchirure du péricrâne, une déchirure de la dure-mère, de 1 cent. 1/2 à 2 cent. d'étendue, circonscrivant un espace en partie fermé par des fausses membranes intra-crâniennes. L'arachnoïde était détruite en cet endroit, ainsi que la pie-mère. Ailleurs (obs. IV), les méninges furent trouvées adhérentes au pourtour de la plaie osseuse laissant la cavité de la tumeur communiquer non-seulement avec l'espace sous-arachnoïdien mais aussi avec le ventricule latéral droit, grâce à l'ulcération de sa paroi externe.

SYMPTOMATOLOGIE

Chez l'enfant, d'après les observations que nous avons pu recueillir, rarement le médecin a assisté au développement de la tumeur. C'est ordinairement alors que la tumeur a déjà acquis un certain volume, que le médecin est appelé à l'examiner : il y a une, deux, six semaines même que la tumeur est apparue. Que s'est-il passé pendant ce temps? On interroge les parents, et alors, dans la plupart des cas, voici ce que l'on apprend :

L'enfant, jusqu'alors bien portant, a fait sur la tête une chute plus ou moins sérieuse. Il est resté sans connaissance pendant plusieurs heures (24 au maximum) ; revenu à lui, ou bien, il a repris son état normal, ou bien, il est devenu triste, apathique, grognon ; plus rarement, on a noté des vomissements, des convulsions, de la déviation des traits, du strabisme : jamais on n'a parlé de fièvre. — Il y a une heure, deux jours, trois jours, quinze jours, trois mois et demi même que le traumatisme a eu lieu, lorsque quelqu'un, la mère ordinairement, remarque, dans la région primitivement intéressée, une certaine tuméfaction. Cette tuméfaction augmente rapidement de volume : alors inquiet de cet accroissement rapide, on se décide à voir un médecin.

Chez l'adulte, deux fois on a constaté que l'apparition de la tumeur avait été précédée d'une céphalalgie violente. Dans deux cas on se trouva en présence de fractures par armes à feu : dans l'un d'eux, la tumeur n'apparut qu'après la cicatrisation de la plaie des téguments, treize jours après le traumatisme (obs. IX). Le malade avait constaté lui-même, avant l'occlusion de la plaie, l'écoulement d'un liquide blanc : cet écoulement s'accompagnait d'un bruit, comparé par le malade lui-même au bruit d'une pompe aspirante et foulante ; il percevait en même temps une sorte de glouglou. Ces bruits étaient dus sans doute à l'entrée de l'air dans la plaie, sous l'influence des mouvements du cerveau.

Lorsque le médecin est appelé à examiner la tumeur, elle a atteint ordinairement un assez grand développement, et présente les caractères suivants.

Chez l'enfant. — Le plus souvent les téguments qui la recouvrent sont intacts ; la peau a conservé sa coloration, et sa température normales ; on a constaté dans un cas qu'elle était mobile sur la tumeur. Deux fois le réseau veineux sous-cutané était assez développé (Obs. I et IV). La tumeur a une forme ovoïde, allongée ou globuleuse. Sa surface est régulière ; plus rarement irrégulière, bosselée (obs. I) ; sa base est large. Dans deux cas, la tumeur était composée de deux parties, l'une antérieure, allongée, à grand diamètre antéro-postérieur, s'étendant au-dessus et en avant de l'oreille, l'autre postérieure, arrondie (obs. IV, V). Nous avons vu au chapitre consacré à l'anatomie pathologique, quelle pouvait être la raison de cette disposition.

D'après les cas observés, la tumeur peut atteindre le volume d'un œuf de poule le lendemain même de son apparition, ou plus tard, le quatrième, ou seulement le huitième jour. On l'a vue atteindre le volume d'une orange, le dixième jour, celui du poing, le treizième jour. En même temps qu'elle s'accroît, sa tension augmente.

Cette rapidité de développement, cette tendance constante à s'accroître, qui n'a d'autre limite que celle de la résistance des tissus, sont caractéristiques des tumeurs formées par l'issue du liquide céphalo-rachidien sous les téguments.

Dans deux cas on a signalé la transparence de la tumeur; dans l'un d'eux (obs. I), la tumeur, dont le volume continua à s'accroître malgré les ponctions, perdit sa transparence quatre mois après son apparition.

Tels sont les caractères que l'on peut découvrir à cette tumeur, à la simple inspection.

A la palpation, l'on constate que c'est une tumeur molle, fluctuante, le plus souvent à parois suffisamment tendues, pour n'être pas dépressibles : elle est, d'ailleurs, ordinairement irréductible. Les tentatives de réduction n'incommodent pas l'enfant dans la plupart des cas.

Nous ne ferons que rappeler la présence d'un bourrelet, observée dans trois cas à la périphérie de la tumeur.

Chez l'adulte. — On a observé dans un cas (ob. IX) une coloration rougeâtre, violacée de la peau. Le volume observé s'est trouvé moindre (noix, demi-œuf de poule). Dans un cas (obs. IX), on a pu réduire la tumeur, mais cette réduction détermina une céphalalgie violente.

Des différents mouvements que peut présenter la tumeur.

Dans trois cas (obs. II, III, V), on remarqua que dans les expirations forcées, comme les cris, la toux, la tumeur augmentait de volume et devenait plus tendue.

Dans trois cas seulement, chez l'enfant, la tumeur était le siège de battements perceptibles, soit au palper (obs. I, III), soit à la vue (obs. VII). Dans ce dernier cas, l'apparition des battements coïncida avec l'écoulement continu du liquide céphalo-rachidien par un orifice de ponction devenu fistuleux.

Chez l'adulte, sur trois cas, deux fois on vit la tumeur animée de battements (obs. IX, X).

Nous examinerons au chapitre consacré à la pathogénie, quelles sont les conditions d'apparition de ces battements.

Dans le cas de Marjolin (Obs. I), on aurait perçu à l'auscultation, un bruit de souffle, isochrone aux battements artériels. L'enfant fut présenté à la *Société de chirurgie*, où l'on ne put se mettre d'accord sur l'existence de ce bruit.

Signes concomitants. — En dehors de la tumeur, on ne remarque pas d'autres signes que ceux qui accompagnent ordinairement les traumatismes de la région. Cependant, lorsqu'il existe une ecchymose de la paupière supérieure, il peut se faire, si la tumeur s'est développée dans la région du front qui surmonte l'arcade orbitaire, que cette ecchymose soit sous-conjonctivale, et communique avec la cavité de la tumeur : alors la conjonctive palpébrale ne tardera pas à être renversée par l'afflux du liquide céphalo-rachidien (Obs. III).

État général. — La tumeur ne semble pas avoir d'influence par elle-même sur l'état général. Les symptômes observés peuvent être rapportés aux suites ordinaires du traumatisme.

MARCHE. — TERMINAISON

La marche de l'affection nous a semblé étroitement liée à la conduite du médecin ; aussi est-ce en nous plaçant à ce point de vue que nous en avons fait l'étude.

Le médecin a examiné la tumeur ; alors, ou bien son traitement est purement expectant, ou consiste simplement en une compression légère et des précautions antiseptiques ; ou bien il intervient chirurgicalement, il fait une ponction. Examinons ce qui se passe dans chacun de ces cas.

A. — CAS D'EXPECTATION

Chez l'enfant, toujours la tumeur se comporte de la même façon : elle continue à se développer. Quant à l'état du malade, il reste le plus souvent ce qu'il était avant. Dans un cas seulement (Obs. III), il y eut aggravation ; en même temps la tumeur devient douloureuse. Rien n'empêche de rapporter cette aggravation à l'évolution de la lésion primitive, et d'attribuer l'apparition de la douleur à la modification survenue dans l'état du malade.

Chez l'adulte, on a vu dans un cas (Obs. X) la tumeur en peu de temps diminuer de volume. Dans un autre cas (Obs. IX), la tumeur s'est ouverte, le douzième jour de son apparition, au niveau d'une des cicatrices laissées par les plaies des téguments. Le malade, qui auparavant était en proie à une céphalalgie intense, aurait vu dès lors ses douleurs diminuer. Sans autre traitement qu'un pansement phéniqué, la tumeur s'affaissa peu à peu, et ne tarda pas à disparaître.

B. — CAS D'INTERVENTION CHIRURGICALE

Chez l'enfant, la marche nous a semblé différente suivant que, pour vider la poche, l'on est intervenu par une ponction aspiratrice ou par une ponction simple, suivant aussi l'abus plus ou moins grand que l'on a fait des ponctions.

a. Emploi de la ponction aspiratrice. — Dans les deux cas où on l'utilisa, la ponction eut lieu huit jours après l'apparition de la tumeur. Dans l'un, on compléta le traitement par un pansement compressif gardé huit jours. L'enfant avait du strabisme, et était incapable de marcher : le strabisme disparut, mais l'impotence des membres inférieurs persista (Obs. VIII). Dans l'autre cas, la tumeur reprit en quelques heures son volume primitif. Cinq jours après l'opération elle commença à diminuer ; six semaines après, elle avait disparu presque complètement. Le caractère de l'enfant, qui depuis l'accident était devenu apathique, irritable et maussade, ne se trouva pas modifié (Obs. V).

b. Emploi de la ponction simple. — Dans la plupart des cas, l'intervention a été tardive (12, 13, 15 jours, et même deux mois et demi après l'apparition) ; les parois de la poche étaient distendues, amincies. Dans tous les cas, avec ou sans pansement compressif, les ponctions ont été suivies du retour rapide de la tumeur à son volume primitif, dans un laps de temps qui a varié de quelques instants quelques heures, à vingt-quatre heures, quarante-huit heures au plus. Toujours les dernières ponctions ont été celles qui ont été suivies de la reproduction la plus rapide. Dans la majorité des cas, les ponctions ont été multiples, et répétées à intervalles assez rapprochés. La première ponction nous a toujours semblé inoffensive, si ce n'est dans un cas, où elle a été suivie d'un léger mouvement fébrile, d'ailleurs bientôt apaisé (obs. I). Dans ce cas, on n'eut recours à une nouvelle ponction que deux mois et demi après la première : l'état général resta ce qu'il était avant, c'est-à-dire satisfaisant ; mais la tumeur, non seulement persista, mais continua à s'accroître. Dans tous les autres cas, où la première ponction fut suivie, ordinairement à bref délai, de nouvelles ponctions, d'incision (obs. IV), ou de l'usage d'un séton même filiforme (obs. VII), le malade mourut d'encéphalo-méningite, ou d'une complication (érysipèle), qui n'était peut-être pas étrangère au traitement primitivement employé (obs. VII). Dans un seul de ces cas (obs. IV), l'état du malade était entièrement satisfaisant, avant l'intervention chirurgicale. Aussi, à part ce dernier cas, et le cas où le séton fut employé, on ne saurait dans les autres cas (obs. II, III, VI), rapporter avec certitude l'aggravation de l'état du malade à l'intervention chirurgicale.

Dans la plupart des cas terminés fatalement, on observa l'écoulement prolongé du liquide céphalo-rachidien.

Chez l'adulte, dans un cas (obs. XI), où la tumeur était constituée par la saillie d'une cicatrice recouvrant l'orifice d'une couronne de trépan, croyant à un abcès, on fit une ponction. Le lendemain, on observa une éruption confluente d'herpès sur le côté de la bouche ; les symptômes fébriles s'amendèrent, et en trois jours la tumeur avait disparu. Le liquide ne cessa de s'écouler depuis la ponction jusqu'à la disparition de la tumeur.

De tout ce qui précède, il résulte :

Que la tumeur peut disparaître spontanément ; qu'elle peut disparaître aussi après une seule ponction suivie de compression permanente maintenue pendant un temps assez long.

Que la ponction seule est incapable d'arrêter le développement de la tumeur.

Qu'une ponction unique, surtout si elle est aspiratrice, n'offre point de gravité.

Que des ponctions répétées, surtout si on les complique d'autres manœuvres opératoires, telles que l'incision, le séton, peuvent amener l'inflammation de la tumeur et des complications cérébrales rapidement mortelles.

Que des malades, en proie à une céphalalgie violente, se sont trouvés soulagés à la suite de l'écoulement spontané ou provoqué du liquide céphalo-rachidien.

Terminaison. — Nous avons vu que la tumeur offre deux terminaisons : ou elle disparaît, avec ou sans intervention, ou elle persiste. Dans ce dernier cas, il y aurait à examiner la possibilité de sa transformation en un kyste isolé de la cavité crânienne. Le Dr Haward, à propos du cas qu'il rapporte, envisage cette éventualité, sans rapporter d'exemples de sa réalisation (obs. III). Dans le cas de Marjolin (obs. I), la tumeur après quatre mois, persistait sans avoir perdu de son volume : elle avait perdu sa transparence, et au palper on n'y percevait plus de battements. Était-elle en voie de transformation kystique? Cette transformation a été observée pour une tumeur analogue, la méningocèle congénitale ; mais les conditions ne sont pas les mêmes. Le temps qui nous presse, et l'absence de documents, nous obligent à laisser à la fin de ce chapitre un point d'interrogation.

PRONOSTIC

Sur les huit cas observés chez l'enfant, nous avons noté cinq décès, et un insuccès thérapeutique. Le pronostic semblerait donc grave. Mais si l'on tient compte de l'abus de l'intervention chirurgicale, qui, dans la plupart des cas, semble n'avoir pas été secondée par l'emploi des précautions antiseptiques, si, de plus, on met hors de cause l'élément défavorable dû au traumatisme, pour limiter le pronostic à la tumeur seule, ce pronostic semblera moins sérieux. Nous sommes bien en présence d'une tumeur qui a une tendance constante à se développer. Mais, elle n'incommode pas le malade, elle n'a pas d'influence sur l'état général, et, d'ailleurs, elle est susceptible de guérison ; nous en avons rapporté deux cas. Chez l'adulte, la tumeur nous a semblé jouer un rôle plus effacé, et la gravité du pronostic, dans deux des cas rapportés, ne nous a pas semblé modifiée dans quelque sens que ce soit par la présence de la tumeur. Le pronostic se trouve être ici celui des fractures de la voûte du crâne, compliquées de plaie et de lésion des méninges et de l'encéphale, avec cette circonstance aggravante : la présence d'un corps étranger dans le cerveau. Quant à la tumeur, elle n'est qu'un des éléments du pronostic, comme variété de ce symptôme important des fractures du crâne, l'écoulement à l'extérieur de la sérosité céphalo-rachidienne.

DIAGNOSTIC

Nous rappellerons brièvement les signes caractéristiques de la tumeur. Une tumeur molle, fluctuante, à surface régulière, recouverte ordinairement par les téguments restés intacts, et ayant conservé leur aspect habituel, presque toujours irréductible, développée quelque temps après une injure de la voûte crânienne, dans le lieu affecté par le traumatisme primitif, indolente le plus souvent, acquérant rapidement un certain volume, une telle tumeur, disons-nous, sera très probablement constituée par du liquide céphalo-rachidien. Tels sont les éléments du diagnostic proprement dit.

Diagnostic différentiel. — Nous passerons sucessivement en revue les tumeurs spéciales à l'enfance, puis les tumeurs qui peuvent se rencontrer aussi bien chez l'enfant que chez l'adulte. Nous ne signalerons que les points de dissemblance.

A. — Tumeurs de l'enfance.

Méningocèle. — Tumeur congénitale, réductible, ordinairement pédonculée, siégeant le plus souvent à la région occipitale, plus rarement à la nuque ou au front; coïncidant ordinairement avec un vice de conformation.

Hydro-céphalocèle. — Tumeur congénitale, ordinairement rétrécie vers sa base, atteignant quelquefois le volume d'une tête de fœtus à terme ; la peau qui la recouvre est ridée, rugueuse, parfois rouge, et comme variqueuse ; elle ne présente pas de mouvement d'expansion sous l'influence des cris.

Céphalœmatome. — Tumeur apparaissant peu de temps après la naissance, siégeant ordinairement à l'angle postéro-supérieur du pariétal droit ; en déprimant la tumeur on ne sent pas de solution de continuité sur l'os ; elle présente bientôt une coque osseuse, qui donne sous le doigt une sensation de parchemin.

Tumeurs érectiles (Angiômes) sous-cutanées. — Tumeurs, siégeant ordinairement dans la région temporale, un peu réductibles, élastiques, présentant souvent un bruit de souffle, environnées à leur périphérie de dilatations artérielles ou veineuses ; la peau qui les recouvre offre une coloration bleuâtre.

B. — Tumeurs communes a l'enfance et a l'age adulte.

Encéphalocèle traumatique. — Tumeur aplatie, vasculaire, rouge, turgescente, s'indurant rapidement. Sa base est ordinairement rétrécie. D'abord réductible, elle devient rapidement irréductible.

Abcès. — Lorsque la tumeur, comme dans l'observation XI, est chaude et douloureuse, et s'accompagne de fièvre, le diagnostic est fort difficile. Le Dr C. Lucas, à la suite de son observation (obs. V) s'occupe de ce diagnostic : il ne signale qu'un seul signe qui puisse être utilisé dans ce cas : c'est une sensation particulière, éprouvée en cherchant la fluctuation, et due à la remarquable fluidité (*thinness*) du liquide céphalo-rachidien.

Bosses sanguines. — Leurs parois ne sont pas tendues ; elles n'ont pas de tendance à augmenter de volume. Bientôt elles offrent à la palpation ce qu'on a appelé la crépitation sanguine. Elles sont ordinairement moins nettement circonscrites. Un traitement approprié les fait rapidement disparaître.

Anévrysme de l'artère méningée moyenne. — Tumeur très petite, située profondément dans la région temporale, réductible, présentant un soufflé, s'affaissant et devenant silencieuse par compression de la carotide interne du même côté.

Épanchement sanguin pulsatile consécutif à une rupture de l'artère méningée moyenne. — Le diagnostic est fort difficile. Le siège de la tumeur dans la région pariéto-temporale n'est pas, on le conçoit, caractéristique. D'après le Dr G. Marchant (1), cette collection se rencontrerait plus fréquemment chez les enfants, en raison de l'adhésion intime de la dure-mère à l'os, chez ces derniers. Néanmoins, dans le cours de nos recherches, nous en avons rencontré deux cas, observés chez l'adulte. Il nous a semblé que la tumeur ainsi formée était plus diffuse ; mais nous avons été frappé surtout de la rapidité de sa formation.

Tumeurs veineuses en communication avec la circulation intra-crânienne. Céphalœmatocèles (Heineke). — Tumeurs

1. G. Marchant. *Des épanchements sanguins intra-crâniens, consécutifs au traumatisme.* Th. Paris, 1881.

situées sur l'os frontal, ou au sommet de l'occipital, sur le trajet du sinus longitudinal supérieur, réductibles sans troubles cérébraux dans la plupart des cas, présentant parfois une coloration bleuâtre.

— —

ÉTIOLOGIE. PATHOGÉNIE.

Les cas, dont nous avons rapporté l'observation, concernaient soit de très jeunes enfants (7 mois à 2 ans 1/2), soit des adultes. Nous verrons, dans la suite de cette étude, que le nombre des conditions favorables à la production des tumeurs formées par du liquide céphalo-rachidien est plus restreint chez les adultes que chez les enfants.

Nous allons examiner quelles sont ces conditions, chez l'enfant d'abord, ensuite chez l'adulte.

I

Pour faciliter cette étude nous considérerons successivement les causes prédisposantes et les causes efficientes.

A. — CAUSES PRÉDISPOSANTES.

Les causes prédisposantes résident essentiellement dans la nature des tissus que le traumatisme va affecter. Examinons donc la qualité de ces tissus. Nous suivrons pour cette étude l'ordre même de superposition des différents tissus que l'on rencontre à la voûte du crâne.

La peau est élastique. Elle adhère étroitement par sa face profonde à l'aponévrose et aux muscles sous-jacents excepté dans la région temporale.

L'aponévrose (aponévrose épicrânienne) est très résistante.

Le péricrâne est plus adhérent et moins résistant que chez l'adulte (1) ; toutefois, il est assez adhérent au niveau des sutures, et des passages veineux.

Les os sont minces, souples, élastiques, mobiles les uns sur les autres (2).

La dure-mère adhère intimement à l'os par des tractus fibreux et vasculaires. Cette adhérence se rencontre aussi chez les viellards (C. Marchant) (3).

L'arachnoïde (son feuillet viscéral, moins hypothètique que son feuillet pariétal) est alors ce qu'elle restera toujours, une membrane très mince, très fragile, facile à déchirer. Elle est unie à la pie-mère par des tractus celluleux à larges mailles.

Tel est l'état des différents tissus, que la force vulnérante doit intéresser avant de parvenir à l'espace sous-arachnoïdien.

B. — CAUSES EFFICIENTES.

Examinons maintenant le mode d'action des causes efficientes. Elles sont au nombre de deux : l'une, qu'on pourrait appeler indirecte, met les causes prédisposantes à même de manifester leur efficacité, c'est le traumatisme ; l'autre, qu'on pourrait appeler directe, entre dès lors en jeu pour produire son effet, c'est la locomotion cérébrale.

1. Tillaux. *Traité d'anatomie topographique, etc.* 1878.

2. Richet. *Traité pratique d'anatomie médico-chirurgicale*, Paris, 1877.

3. *Loc. cit.*

a. Cause indirecte. — Voyons d'abord comment agit la première cause, autrement dit, comment se comportent les différents tissus sous l'influence de l'agent vulnérant qui est toujours un corps plus ou moins contondant.

La peau, grâce à son élasticité, demeure ordinairement intacte, ou du moins sans solution de continuité. Il en est de même de l'aponévrose épicranienne, grâce à son adhérence à la peau, et à sa résistance propre.

Le périoste, là où il est peu adhérent, se décolle, ou bien il se déchire, particulièrement au niveau des sutures et des passages veineux où il adhère davantage, suivant un mécanisme en rapport avec le mode de la fracture.

Dans tous les cas observés, c'est sous l'influence d'un traumatisme violent (chûtes d'un lieu élevé, corps animés d'une grande vitesse) que les fractures se sont produites : c'était là une condition indispensable de leur production. C'est qu'en effet, chez l'enfant, grâce à la souplesse, à l'élasticité des os de la voûte du crâne, grâce aussi à la laxité de leurs moyens d'union, la force vulnérante se trouve souvent épuisée avant d'atteindre les limites où se produit la fracture. Ceci explique, en même temps que la rareté des fractures de la voûte du crâne, chez les enfants, la rareté de la tumeur qui nous occupe.

Les fractures observées étaient de deux sortes : c'étaient des enfoncecements, ou bien des félures. Dans le cas d'enfoncement, la dure-mère, à cause de son adhérence à l'os, se trouve aussitôt déchirée par la saillie des fragments. Ajoutons, et cette remarque s'applique également aux cas de félures, que par le fait même de l'élasticité des os, les méninges sont moins protégés contre l'action du traumatisme, et la dure-mère étant rompue, l'arachnoïde est facilement lésée.

Dans les cas de fêlures, chacun des fragments entraîne avec lui la portion de la dure-mère y attenante, et cette membrane se trouve rompue au niveau du point d'écartement maximum des fragments, c'est-à-dire, au niveau du milieu de la fracture. D'après M. le Dr G. Félizet (1), la minceur de l'os favoriserait l'écartement des fragments : or nous savons que cette condition existe chez les enfants. Dans tous les cas observés, la largeur de l'écartement persistant (4—7mm à 3 cent.) due à l'épuisement de l'élasticité osseuse, ainsi que la longueur de la fêlure (0,04—0,08), attestaient la violence du traumatisme.

Étant donnée la fragilité de l'arachnoïde, on peut supposer que sa rupture est le plus souvent primitive. Toutefois, peut-être pourrait-on admettre avec F. Guilbaud, que l'arachnoïde, n'ayant été que superficiellement lésée, est capable de se rompre ultérieurement sous l'influence de l'excès de tension du liquide céphalo-rachidien.

D'ailleurs, est-il si nécessaire de s'occuper du rôle de l'arachnoïde, dont l'existence, comme membrane distincte, est admise plutôt comme une nécessité physiologique, que comme un fait anatomiquement établi? Mais alors, comment expliquer que des auteurs aient pu, autrement que par analogie, admettre l'existence d'une méningocèle traumatique? Surtout lorsque pour justifier leur diagnostic, les preuves anatomiques leur faisaient défaut? Admettons cependant l'existence de l'arachnoïde ; mais le tissu de cette membrane, si membrane il y a, entièrement dépourvu

1. G. Félizet. *Recherches anatomiques et expérimentales sur les fractures du crâne.* Th. Paris, 1873.

d'élasticité, ne peut pas lui permettre de faire jamais partie des parois de la tumeur. Pour la dure mère, ce que nous avons dit de son adhérence aux os, de sa résistance, nous dispenserait, même à défaut d'hypothèses meilleures, de discuter la possibilité de sa participation à la constitution des parois de tumeurs aussi volumineuses que celles dont nous rapportons l'observation dans ce travail.

b. Cause directe. — Examinons maintenant le mode d'action de la cause efficiente directe, la locomotion cérébrale. Cette cause agira avec une rapidité proportionnelle à l'intensité d'action des causes précédentes. C'est par l'intermédiaire du liquide céphalo-rachidien qu'agit cette force. Nous examinerons brièvement la nature des mouvements du cerveau, et le rôle du liquide céphalo rachidien.

Il est établi maintenant d'une façon indiscutable (1), que le cerveau est animé de deux catégoris de mouvements périodiques : les uns, sous l'influence de l'afflux artériel, se manifestent sous la forme de pulsations isochrone au pouls ; les autres, sous l'influence des mouvements respiratoires, lui sont transmis par l'intermédiaire de la circulation veineuse. Ces mouvements consistent en une turgescence périodique du cerveau en rapport avec l'afflux sanguin. Le liquide céphalo-rachidien, issu des gaînes périvasculaires des capillaires cérébraux environne le cerveau de toute part et de la cavité crânienne s'étend dans le canal rachidien, où, grâce à des parois comparativement moins rigides, chez l'adulte surtout, il peut s'épancher plus librement (voie de dégagement).

1. Abadie. *Recherches historiques et critiques sur les mouvements du cerveau.* Th. Paris.

On comprendra facilement d'après ce qui précède les mouvements de flux et reflux du liquide céphalo-rachidien, de la cavité crânienne dans la cavité rachidienne, auxquels le soumettent les mouvements du cerveau déjà décrits, et la turgescence périodique des veines intra-rachidiennes sous l'influence des mouvements inspiratoires.

C'est grâce à ces dispositions que, dans les cas où le cerveau est le siège d'une turgescence exagérée, le liquide céphalo-rachidien peut, en se déplaçant, remédier à l'insuffisance d'échappement du sang par la voie veineuse.

Les observations, que nous présentons, montrent suffisamment quelle est la rapidité de production du liquide céphalo-rachidien. Quant à sa résorption, on peut dire qu'elle rencontre, dans la lenteur de la circulation cérébrale, une condition défavorable. Dans l'état physiologique, cela n'offre pas d'inconvénient, grâce au facile déplacement du liquide céphalo-rachidien. Nous allons voir qu'il n'en plus de même dans l'état pathologique.

Examinons donc ce qui se passe lorsque le crâne est l'objet d'un traumatisme violent.

On sait, grâce aux travaux de M. le Dr Duret (1), que, si au moment du choc la contraction des vaisseaux du cerveau, amenant l'anémie de cet organe, est telle, que ses mouvements eux-mêmes ont cessé, on sait, disons-nous, que ce spasme momentané est bientôt suivi d'une réaction paralytique ; il en résulte une augmentation de l'afflux sanguin, dont les effets se manifestent par une augmentation du volume du cerveau, et une production plus abondante

1. Duret. *Étude expérimentale sur les traumatismes cérébraux.* Thèse, Paris, 1878.

du liquide céphalo-rachidien, dont la résorption se trouve en même temps entravée par la lenteur du cours du sang. Que se produit-il alors? Les voies d'émission (veines) étant engorgées, la voie du dégagement ne suffisant plus, par suite de l'augmentation de la quantité du liquide céphalo-rachidien, la tension de ce liquide augmente.

On conçoit que, dans ces conditions, si, par l'effet des causes que nous avons mentionnées plus haut, le liquide céphalo-rachidien se trouve en présence d'une solution de continuité, et de tissus préparés ainsi que nous l'avons dit, il tendra à se créer de ce côté une nouvelle voie de dégagement, en soulevant peu à peu les tissus. L'action permanente des battements cérébraux viendra ajouter son effet à celui de la tension du liquide, et, après un temps variable, la tumeur sera constituée. Outre l'état d'hyperhémie cérébrale, entretenu par le traumatisme antérieur, ou né de ses complications, les cris chez l'enfant seront un nouvel élément favorable à la production de la tumeur.

Pourquoi la tumeur ne présente-t-elle pas toujours de battements perceptibles à la vue? — L'appareil schématique construit par M. le Dr Salathé (1), pour démontrer que l'expérience de Bourgougnon ne prouvait pas l'absence de locomotion cérébrale, nous permettra de nous rendre compte de l'apparition des battements. Cet appareil consiste en une sphère creuse en verre, représentant la cavité crânienne, et n'ayant que deux issues : l'une, par l'intermédiaire d'un tube de caoutchouc, aboutit à une poche élastique de même matière ; l'autre, assez large, consiste en

1. Abadie, *Loc. cit.*

un tube ouvert, muni d'un robinet. La poche élastique, les tubes sont remplis d'eau, ainsi que tout l'espace de la sphère en verre que laisse libre une sphère en caoutchouc d'un diamètre un peu moindre, représentant le cerveau. Cette sphère, remplie d'air, peut être mise en mouvement par une poire en caoutchouc communiquant avec elle à travers l'enveloppe de verre à l'aide d'un tube. L'eau représente le liquide céphalo-rachidien ; la poche élastique simule la cavité rachidienne ; le tube ouvert représente une tumeur ; il est susceptible, grâce à son robinet, de permettre ou d'empêcher la manifestation des mouvements du liquide qu'il renferme. La sphère intérieure est mise en mouvement, comme nous l'avons dit. Le robinet est-il fermé : la poche est animée de battements, ainsi que la sphère intérieure, qui ne reste immobile qu'en un seul point, au niveau du tube ouvert, contre l'orifice duquel sa paroi reste appliquée. Le robinet est-il ouvert : la sphère en caoutchouc, tout entière se meut, l'amplitude des battements de la poche élastique diminue, et le liquide oscille dans le tube ouvert. D'où l'on conclut, entre autres choses, que les oscillations se manifestent toujours du côté de la résistance la plus faible. C'est ainsi que l'on a pu voir la tumeur animée de battements, toutes les fois que, soit par la présence d'un orifice, permettant l'écoulement du liquide céphalo-rachidien, soit pour tout autre motif, les parois de la poche ne se trouvaient pas distendues (obs. VII, IX, X).

II

Chez l'adulte, les conditions favorables à la production

de la tumeur sont quelque peu différentes : elles sont bien moins nombreuses, ou se rencontrent plus rarement.

Les os sont plus résistants, moins dépressibles ; la dure-mère est moins ahérente, si ce n'est dans certains points au niveau des sutures. Aussi est-elle plus souvent décollée que déchirée dans les fractures ordinaires, la plus grande totalité de la force étant d'ailleurs employée à produire la fracture. Mais, il n'en est plus de même dans les fractures par armes à feu déchargées à courte distance. On a affaire ordinairement, dans ce cas, à un enfoncement d'une seule pièce : le projectile pénètre dans la cavité crânienne, encore animé d'une certaine vitesse, et les méninges se trouvent facilement intéressées. Quant à la plaie des téguments, grâce à leur élasticité et à la vitesse du projectile, elle est plus étroite que ne le ferait supposer tout d'abord le volume de ce dernier. Aussi n'offre-t-elle pas au liquide céphalo-rachidien une voie assez large, surtout si le trajet est oblique pour empêcher sa tension de manifester ses effets.

Nous n'avons pu réunir que trois observations de cette tumeur chez l'adulte. Dans deux cas, elle était consécutive à une fracture par arme à feu (obs. IX. X) ; nous avons vu que dans l'un deux, elle ne se produisit qu'après la cicatrisation des plaies. Le troisième cas est un cas tout à fait à part (obs. XI) : la tumeur se trouva constituée par le soulèvement d'une mince cicatrice qui recouvrait seule l'orifice d'une couronne de trépan datant de 18 mois.

On le voit, les conditions de la production de ces tumeurs sont loin d'être les mêmes dans tous les cas : la constitution anatomique de leurs parois est variable ; leur aspect diffère ; leur marche n'est pas toujours identique :

elles ne présentent qu'un seul caractère qui leur soit strictement particulier, et demeure invariable : c'est la présence dans leur cavité du liquide céphalo-rachidien, échappé hors des limites de la cavité crânienne par une brèche osseuse due à un traumatisme accidentel ou artificiel. Désireux de trouver une dénomination qui permît de désigner ces tumeurs d'une façon plus brève qu'on ne l'a fait jusqu'alors, nous avons songé au nom, peut-être un peu barbare, de *céphalhydrocèle traumatique*. Sous ce nom, ces tumeurs rentreraient, avec les *céphalhématocèles* (Heineke), dans la classe des tumeurs de la voûte du crâne formées par des liquides d'origine intra-crânienne, collectés sous les téguments.

TRAITEMENT

Si l'on se rappelle les conclusions dont nous avons fait suivre l'étude de la marche de l'affection ; si, en même temps l'on considère le peu de succès qu'a remporté l'intervention chirurgicale dans le traitement d'une tumeur analogue, la méningocèle congénitale, l'on sera bien près de préférer l'expectation à l'intervention active.

Cependant, nous ferons observer d'une part, que nous ne sommes pas ici dans des conditions tout à fait identiques à celles de la méningocèle ; ce n'est pas sur les méninges, que nous savons si irritables, que porte ici le traumatisme chirurgical ; d'autre part, dans aucune des observations prises sur des enfants, les précautions antiseptiques n'ont été mentionnées, et l'on pourrait peut-être attribuer à leur défaut les mauvais résultats de l'intervention chirurgicale. C'est pour ces raisons que, malgré ses insuccès, nous ne croyons pas qu'il faille proscrire la ponction ; une ponction aspiratrice aura d'ailleurs, dans certains cas, l'avantage de faire cesser les incertitudes du diagnostic.

On pourrait considérer deux cas, suivant que les parois de la tumeur sont intactes, ou présentent une blessure par où s'écoule le liquide céphalo-rachidien. Mais après la ponction, le traitement dans les deux cas, étant le même, il n'y a pas lieu d'établir une division.

Nous pensons que dans tous les cas la conduite suivante est indiquée :

1° Alors que la tumeur est encore peu volumineuse, récente, on pourra se contenter d'une compression légère et tenter les chances d'une réduction spontanée ;

2° Si la tumeur a déjà acquis un certain volume, et présente des parois amincies, on l'évacuera par une ponction aspiratrice. Ensuite on maintiendra une compression permanente avec pansement phéniqué. Si à la suite de ce pansement, le malade était pris de céphalalgie violente, on suspenderait la compression, sans s'inquiéter de la reproduction de la tumeur. Si du liquide céphalo-rachidien suintait à travers la blessure faite à la tumeur, on ménagerait dans le pansement une cavité pour le recevoir, en ayant soin de conserver l'occlusion : on préviendra ainsi l'excès de pression intracrânienne que pourrait déterminer une tension trop grande du liquide céphalo-rachidien.

3° Si la tumeur s'est reproduite après la ponction, on ne se hâtera pas de recourir à une nouvelle opération. On ne s'y résoudra que, si la tumeur ayant continé à s'accroître, est le siège d'une tension par trop considérable. Autrement, on se contentera de protéger la tumeur.

4° L'aspiration sera faite lentement, sans brusquerie, pour ne pas troubler la cicatrisation possible de la solution de continuité osseuse (cal fibreux).

5° Dans aucun cas, on n'aura recours, ni au séton, ni à l'incision. Si la tumeur présente une plaie, on se gardera bien d'en profiter pour introduire dans la cavité crânienne un instrument quelconque, fût-ce un mince stylet (obs. X), dans le but de prévenir un excès de tension du liquide céphalo-rachidien, cet excès de tension présentant moins de dangers que l'intervention elle-même.

CONCLUSIONS

Il existe des tumeurs constitués par la collection du liquide céphalo-rachidien sous les téguments de la voûte du crâne, autres que les méningocèles congénitales.

Ces tumeurs, dans les cas observés, consécutives à un traumatisme ayant déterminé une solution de continuité des os de la voûte du crâne, n'ont jamais présenté, dans les cas suivis d'autopsie, les méninges comme éléments constitutifs de leurs parois.

Les conditions favorables à leur production sont plus nombreuses chez l'enfent que chez l'adulte.

Néanmoins ce sont des tumeurs rares.

Le pronostic de ces tumeurs serait peu grave, s'il n'était dominé par celui du traumatisme qui a occasionné leur production.

OBSERVATIONS

Observation I

Fracture du pariétal gauche ; tumeur consécutive formée par le liquide céphalo-rachidien.

Joseph S..., âgé de 16 mois, entre le 12 novembre 1862 à l'hôpital Sainte-Eugénie, service de M. Marjolin. Les parents de cet enfant sont robustes, très bien portants et jeunes encore. Ils ont eu deux enfants : le premier est mort à l'âge de un mois, le second vit encore. Il a aujourd'hui seize mois, et fait le sujet de cette observation. Cet enfant est venu au monde bien constitué, sans vice de conformation. Mis en nourrice jusqu'à l'âge de sept mois et demi, on le retira à cette époque en bonne santé.

Il continua jusqu'à il y a environ quatre mois à se bien porter. A cette époque, c'est-à-dire à l'âge d'un an, s'étant assis sur une chaise, il se laissa tomber, et se fractura la cuisse droite au-dessous du grand trochanter. La consolidation fut rapide, régulière, et aujourd'hui on sent à peine le cal.

Il y a environ trois mois, l'enfant commença à dépérir visiblement ; il devint triste, apathique, en même temps des vomissements quotidiens apparurent ; tous les aliments étaient rejetés. L'amaigrissement augmenta encore par une diarrhée très fluide qui persista fort longtemps.

La mère raconte qu'il y a six semaines, l'enfant fut pris de convulsions éclamptiformes, plus marquées du côté droit, avec distorsion de la face et strabisme. Les convulsions durèrent trois heures, et laissèrent après elles un strabisme intermittent. On avait combattu cet acci dent par des sinapismes, et une application de sangsues aux apophyses mastoïdes. Malgré ce traitement, l'enfant, depuis cette époque, se réveillait en sursaut la nuit, et poussait des cris, il avait de la gêne dans la respiration, et quelquefois de légères et fugaces convulsions, d'après le rapport de la mère.

Il y a deux semaines, l'enfant fut repris au milieu de la nuit des mêmes convulsions que la première fois ; elles durèrent deux heures, furent traitées par les mêmes moyens, et laissèrent après elles un strabisme légèrement convergent. Deux jours après, la mère remarqua une tumeur à la partie postérieure et supérieure du pariétal gauche ; cette tumeur acquit le volume d'un œuf de pigeon, et aurait disparu en laissant une ecchymose jaunâtre. Deux jours après, la tumeur s'est montrée de nouveau, et, à partir de ce moment, elle n'a pas cessé d'augmenter de volume. Depuis son apparition, le sommeil est toujours pénible, l'enfant se plaint continuellement, et les vomissements persistent toujours. Aujourd'hui, 12 novembre 1862, à la visite, on constate ce qui suit : l'enfant est pâle, très amaigri ; la peau est flasque et ridée ; le facies est abattu ; les yeux sont sans expression et atteints de strabisme convergent. L'enfant pousse de temps en temps des gémissements plaintifs, et ses membres inférieurs sont faibles au point de ne plus pouvoir le soutenir. A la partie postérieure du pariétal gauche, au siège de prédilection de ces céphalœmatomes, on trouve une tumeur molle qui soulève le cuir chevelu, avec coloration légèrement bleuâtre par transparence. Cette tumeur qui est un peu bosselée, a le volume d'une orange et fait fortement saillie en dehors de la périphérie crânienne.

Elle est très nettement fluctuante : ses parois sont amincies et tendues. En suivant du doigt son pourtour, on sent qu'il est accusé par un bourrelet taillé à pic comme celui d'un céphalœmatome. En haut, il semble que le pariétal soit projeté en dehors, et on sent à ce point une languette qui s'avance au centre de la tumeur, et correspond à une dépression marquée de la surface de la voûte. Embrassant la tumeur avec la main, on perçoit un mouvement d'expansion, isochrone aux pulsations de la radiale, et par l'auscultation on entend un bruit de souffle profond et prolongé, isochrone aussi aux battements artériels. Le bruit de souffle est surtout sensible à la partie inférieure de la tumeur. Elle est dépressible au point de sentir une portion des os du crâne, mais on ne peut la réduire, parce qu'on n'ose pas employer une pression trop forte. Pendant cette compression de la tumeur, l'enfant pousse des cris, mais n'éprouve aucun signe d'assoupissement. De jour en jour cette tumeur augmente de volume ; les progrès sont rapides et depuis hier son volume s'est manifestement accru. Le jour même l'enfant est présenté à la Société de chirurgie. L'existence du bruit de souffle est tour à tour admise et rejetée ; le diagnostic reste très imparfait. Après avoir pensé successivement à une tumeur sanguine, à un céphalœmatome, un fongus, et une encéphalocèle, les membres de cette Société tombèrent d'accord sur la nécessité de faire une ponction exploratrice pour éclairer le diagnostic sur la nature de la maladie.

14 novembre 1862. — Depuis son entrée à l'hôpital, l'enfant n'a rien présenté de notable ; il ne se plaint pas, dort bien, mange bien, et n'a pas encore vomi une seule fois ; les selles sont régulières. Bien qu'on l'ait surveillé attentivement, on n'a pu surprendre depuis l'entrée du malade aucun mouvement convulsif. Depuis le 12 novembre, la tumeur a paru prendre encore de l'accroissement, et a maintenant le volume du poing ; on a coupé les cheveux qui la couvraient ; on a constaté alors qu'elle est d'une transparence parfaite, qui ne le cède en rien à celle de certaines hydrocèles, et qu'il est inutile de recourir au stéthoscope pour s'en assurer : le développement des veines sous cutanées est assez marqué. La tumeur a 22 centimètres de circonférence à la base. Le 15, on constate, d'une manière très nette, le bruit de souffle et les mouvements d'expansion de la tumeur. On fait une ponction exploratrice avec un trois-quarts capillaire à la partie inférieure de la tumeur ; il en sort goutte à goutte un liquide jaunâtre, analogue par son aspect au sérum du sang. A mesure que le liquide s'accumule dans le verre, il prend une teinte de plus en plus rougeâtre ; les dernières portions sont tout-à-fait rouges comme du sirop de grosseille étendu d'eau. Pendant l'écoulement du liquide,

l'enfant pâlit un peu, son pouls s'accélère et devient plus fort : il n'a aucun mouvement convulsif. Quand la poche est vide, la peau flasque s'applique sur le crâne ; on trouve très nettement alors le bourrelet périphérique de la tumeur, qui forme en certains points des nodosités très marquées. On sent profondément le pariétal partout, excepté à la partie supérieure, où l'on constate une perforation allongée dans le sens antéro-postérieur, à bords légèrement irréguliers, dentelés ; perforation longue de 6 centimètres, large de 7 millimètres, et dans laquelle on peut enfoncer la pulpe de l'index.

Le liquide extrait pèse 135 grammes ; il est salé, ne se trouble pas par la chaleur ; mais prend une teinte jaune verdâtre ; légère coagulation par l'acide nitrique. Ce liquide, au bout de quelques minutes, présente dans son intérieur un caillot mou, transparent, glaireux, fibrineux. Soumis ultérieurement à l'analyse, ce liquide est constitué surtout par de l'eau et des sels ; il ne contient que des traces d'albumine. Voici cette dernière analyse :

Eau		97.500
Matières organiques.		
Mucus et matière organique appréciable par l'alcool	0,960	
Albumine, fibrine, sang	traces	1,800
Matières organiques indéterminées.	0,840	
Cendres.		
Chlorure de sodium	0,426	
Phosphate et carbonate de chaux	0,018	0,640
Sels non déterminés	0,196	
		100,000

La poche vidée, on la recouvre de onate, qu'on soutient par une bande. A midi, l'enfant est endormi, en sueur, le visage animé ; le pouls bat 160 pulsations. Le liquide s'est en partie reproduit dans la tumeur qui est demi-pleine, et dont les bosselures commencent à se dessiner de nouveau : on sent encore facilement la perforation du pariétal. A 5 heures du soir, la tumeur a repris le volume qu'elle avait avant la ponction. Elle est seulement moins tendue. Pouls 160.

Rien de particulier dans le reste de la journée. L'enfant a mangé ce soir. — Le 17, pouls 136°. Même état. — Le 18, on constate que la tumeur a repris le volume qu'elle avait autrefois ; elle est tendue, bosselée, et d'une transparence parfaite. Le battement et le souffle sont très facilement perceptibles. L'enfant mange, dort très bien, il est gai et intelligent. Depuis cette époque jusqu'à la fin de décembre, aucun trouble dans la santé générale ; l'enfant semble même avoir repris de l'embonpoint. La seule aggravation dans son état, c'est le volume toujours croissant de la tumeur, qui, le 30 décembre, avait acquis en plus 1/3 de son volume primitif. L'enfant continue à se bien porter jusqu'à la fin de janvier 1863. — 28 janvier 1863. On pratique une nouvelle ponction, la poche se vide, et le liquide est plus louche que la première fois. Le lendemain, la tumeur était distendue de nouveau, et depuis ce jour, on laisse l'enfant au repos. Il va très bien, dort et mange bien. Voici l'état du petit malade aujourd'hui 8 mars 1863. Ce jeune enfant est dans le même état de santé que précédemment. Seulement, on doit remarquer que la tumeur n'est plus transparente, que le bruit de souffle a disparu, ainsi que le mouvement d'expansion. On ne lui a pas fait de nouvelle ponction. La tumeur a maintenant 31 centimètres de circonférence.

Observation II

Le 12 septembre 1867, entre à l'hôpital Necker, salle Sainte-Cécile, n° 21, la nommée Fief, Marie, âgée de 7 mois, née à Montpellier. Cette enfant est née à 8 mois, le 21 janvier 1867, petite, mais bien conformée, à la suite d'un travail de peu de durée. La mère quitta Montpellier pour venir à Paris, 4 mois après être accouchée, elle laissa sa fille en nourrice. Elle apprit bientôt que la nourrice était devenue enceinte et réclama sa fille qui lui fut remise le 5 septembre.

Ce même jour, elle aperçut une ecchymose à la paupière supérieure droite de l'enfant, qui du reste semblait bien portante. Ce n'est que le 8 septembre, que la mère remarqua une petite tumeur dans la région pariétale droite de sa fille. Cette tumeur, d'abord grosse comme une noisette, atteignit bientôt le volume d'un petit œuf de poule. Inquiète de cet accroissement rapide, cette femme entra à l'hôpital avec son enfant, le 12 septembre 1867.

Petite, notablement amaigrie, cette enfant présente, dans la région pariétale droite, une tumeur de la grosseur d'un petit œuf de poule. Cette tumeur, manifestement fluctuante, assez tendue cependant pour ne pas permettre au doigt d'atteindre l'os pariétal, est entourée d'un bourrelet, dur, saillant surtout à le partie supérieure ; elle a une forme ovoïde, dont le grand diamètre, antéro-postérieure, comprend 6 centimètres environ, et le plus petit, vertical, 3 centimètres à 3 centim. 1/2. La main appliquée sur elle ne perçoit aucun battement ; à l'auscultation, pas le moindre bruit de souffle. Une pression modérée faite pendant un certain temps n'amène aucun changement dans son volume, ni ne provoque de troubles fonctionnels chez l'enfant. Dans les efforts de toux, la tumeur semble cependant devenir un peu plus considérable ; mais on crut que la congestion veineuse, que ces efforts de toux amènent dans les parois de la tumeur, pouvait expliquer cette augmentation de volume. L'on n'a pas cherché à savoir si la tumeur était transparente ou non ; d'ailleurs ce mode d'exploration eût été difficile, pour ne pas dire impossible, vu la situation de la tumeur, et son peu de saillie au-dessus des os du crâne. Il n'y a aucun changement dans l'aspect extérieur des téguments qui recouvrent la tumeur, dont l'examen répété ne paraît pas causer de douleur à l'enfant.

L'ecchymose de la paupière supérieure droite existe toujours sans ecchymose sous-conjonctivale ; dans la région mastoïdienne du même côté, on voit un autre point ecchymosé. L'enfant paraît remuer volontairement les membres du côté gauche, aussi bien que ceux du côté droit. Pas de convulsions. La sensibilité semble normale. Léger abattement. Pas d'inégalité des pupilles, pas de strabisme, ni d'amaurose. L'enfant boit peu. Ni diarrhée, ni vomissements. Rien du côté de la poitrine. La mère déclare à plusieurs reprises que sa fille n'a fait aucune chute, n'a reçu aucun coup depuis le jour où elle lui a été remise par la nourrice ; elle ignore si avant cette époque elle avait subi quelques violences extérieures.

On ne crut pas à la communication de cette tumeur liquide avec la cavité crânienne; aussi, à cause de l'augmentation de volume et de la tension de plus en plus grande de ses parois, on fit une ponction le 20 septembre. La canule du trocart donne issue à un liquide clair, transparent, ressemblant assez bien au liquide de l'hydrocèle, et dont la quantité était d'environ 120 grammes. Lorsque la poche fut vidée, on put arriver directement sur le pariétal et reconnaître à la partie inférieure de la tumeur une dépression, une fente horizontale ayant 3 ou 4 centimètres d'étendue; il existait là très probablement une solution de continuité de l'os, qui faisait communiquer la tumeur avec l'intérieur du crâne. Il ne survint aucun changement dans l'état de l'enfant pendant et après la ponction. Le lendemain 21, la poche est remplie presque tout entière. Le surlendemain, elle l'est tout à fait. Cette reproduction, si rapide, du liquide ne laissait plus de doute : ce liquide ne pouvait être fourni par les parois de la tumeur; il venait d'une autre source, et le liquide céphalo-rachidien pouvait être mis en cause. La poche devenait de plus en plus tendue, l'enfant maigrissait et paraissait un peu plus abattue, on fit une nouvelle ponction, le 29 septembre au matin. Issue d'un liquide semblable à celui qu'on avait obtenu par la première ponction, et à peu près en égale quantité. L'on put s'assurer que la dépression horizontale, située à la partie inférieure de la tumeur, existait toujours. Le soir même la poche est complètement remplie.

Le 30 octobre. — On fait une troisième ponction, qui donne issue à 130 grammes d'un liquide présentant les mêmes caractères extérieurs que celui des deux premières ponctions. Le soir, le liquide avait de nouveau rempli complètement la tumeur, et, dans la nuit, l'ouverture faite par le trocart laissa écouler une très grande quantité de liquide, qui traversa le bonnet et l'oreiller de l'enfant. La petite malade est toujours abattue. Pas de convulsions; pas de paralysie. Dépérissement notable.

Le 5 octobre. — Etat fébrile intense. Prostration. Cris poussés par l'enfant, lorqu'on la lève de son berceau. Le 6, l'état fébrile persiste. Coma. Le 7, quelques mouvements convulsifs dans la journée. Mort à 10 heures du soir.

Autopsie, faite le 9 octobre à 10 h. du matin. — La moitié gauche des parois crâniennes ayant été enlevée par une coupe verticale, on peut extraire le cerveau. Au niveau de la face convexe de l'hémisphère droit, à peu près à égale distance de l'extrémité antérieure et de l'extrémité postérieure, on trouve une perte de substance pouvant loger une noisette ; cette petite cavité est remplie de pus, et la substance cérébrale qui forme la paroi est grisâtre, ramollie et se laisse détacher en partie par un courant d'eau. Au niveau de cette perte de substance, la pie-mère et l'arachnoïde n'existent plus. Au pourtour, la pie-mère est épaissie, infiltrée d'une sécrétion fibrino-purulente, adhérente aux circonvolutions cérébrales, dont elle se détache très difficilement, emportant avec elle des portions de la couche la plus externe. Ces lésions occupent la plus grande partie de la surface convexe de l'hémisphère droit et s'étendent à la base jusqu'à la ligne médiane. Les ventricules sont remplis par un liquide clair, séreux, assez abondant. Il n'y a pas de ramollissement des parties intra-ventriculaires.

Si l'on passe à l'examen de la tumeur après avoir disséqué la peau on arrive sur une membrane épaisse, assez résistante, formée par l'aponévrose épicrânienne doublée du tissu cellulaire de la région. L'incision de cette membrane donne issue à un liquide purulent, dont la quantité est à peu près de 60 grammes, et fait découvrir l'os pariétal recouvert de son péricrâne et formant la paroi profonde de la tumeur. Le pariétal à ce niveau présente une double fracture. L'une d'elles a une direction antéro-postérieure ; elle se trouve à trois centimètres au-dessus de l'articulation du temporal avec le pariétal, à un centimètre au-dessus de l'union de la paroi membraneuse de la tumeur avec les os du crâne ; dans sa partie moyenne, elle présente un écartement des fragments de trois à quatre millimètres, avec déchirure du péricrâne et de la dure-mère à ce niveau, de façon qu'à ce niveau la cavité crânienne communique librement avec l'intérieur de la tumeur. Cette déchirure du péricrâne et de la dure-mère n'existe que dans une étendue de un centimètre et demi à deux centimètres, et encore une partie de cet espace est formée par des fausses membranes intra-crâniennes. Cette fracture horizontale se prolonge en dehors des limites de la tumeur, en avant jusqu'à la suture fronto-pariétale, en arrière jusqu'à la suture pariéto-occipitale. La seconde fracture est verticale, perpendiculaire à la première, d'où elle part pour se continuer jusqu'à la suture sagittale, s'étendant ainsi verticalement bien au-delà de la tumeur. Dans toute cette nouvelle fracture, il n'existe pas de déchirure du péricrâne et de la dure-mère.

Observation III

Fracture du crâne. Tumeur pulsatile; issue du liquide cérébro-spinal, par le Dr F. Warrington Haward.

Il s'agit d'un enfant de 19 mois, W. G., bien portant, d'une intelligence développée pour son âge, qui tomba la tête en avant et d'une hauteur de quinze pieds sur un plancher de bois. Il fut relevé dans un état d'insensibilité complète. L'enfant resta insensible pendant vingt minutes environ, et peu à peu revint à lui, resta abattu et inactif pendant vingt-quatre heures, puis recouvra ses conditions ordinaires d'intelligence et d'activité. Il n'y avait eu ni écoulement de sang par le nez ou l'oreille, ni vomissement; les parents n'avaient remarqué au premier abord d'autre lésion qu'une contusion légère au-dessus de la tempe droite. Mais, une heure après l'accident, ils observèrent une tuméfaction au-dessus du sourcil droit et à la partie voisine du front; quelques heures plus tard, le gonflement s'étendait sur un espace de trois pouces, et continua rapidement à s'accroître. Au bout de quatre ou cinq jours, la paupière supérieure correspondante fut envahie par la tuméfaction, et, à la fin d'une semaine, la conjonctive palpébrale était renversée, et l'œil caché sous la paupière. *Ni hémorrhagie, ni tuméfaction de la conjonctive oculaire.* Le gonflement augmenta jour par jour, et constitua une tumeur transparente et de plus en plus tendue. *L'enfant se frottait fréquemment le côté de la tête et la région mastoïdienne avec la main, et se montrait par moments d'une irri-*

tabilité insolite. Cependant il ne paraissait pas en souffrir notablement; il conserva de l'appétit et de l'enjouement.

Cet état persista pendant six semaines, époque à laquelle le Dr Haward examina l'enfant pour la première fois. L'examen démontra les signes suivants :

L'enfant est bien développé, un peu pâle ; la tête semble élargie en arrière.

Il a l'intelligence et l'activité des enfants de son âge, mais il est un peu irritable. Au-dessus du sourcil droit, et à la région frontale qui le surmonte, existe une tumeur liquide, transparente, haute de un pouce environ, de la largeur de l'arcade orbitaire, et s'étendant du sourcil à la suture coronaire. La tumeur est tendue et fluctuante; et à une pression modérée la main perçoit des pulsations distinctes. Examinée par transparence, elle laisse passer la lumière, et semble entièrement fluide. On n'essaie pas de la réduire par la compression, parce que des tentatives dans ce but semblaient incommoder l'enfant, mais la tumeur devient certainement plus tendue, lorsque celui-ci crie. Par en bas, la tumeur s'étend à la paupière supérieure, qui est très très tendue ; la conjonctive palpébrale est renversée en grande partie ; l'œil est caché. En pressant avec les doigts sur la tumeur, on obtient la sensation d'un bord osseux au-dessus du sourcil et au niveau du bord externe de la tumeur, mais celle-ci est trop tendue pour qu'on puisse explorer les os au-dessous d'elle. La langue est nette, la température, le pouls normaux, les fonctions régulières. Il n'y a ni convulsions, ni vomissements.

L'enfant avait été vu par deux médecins, qui pensaient à une disjonction de la suture temporo-pariétale, avec déchirure de la dure-mère ayant livré passage au liquide cérébro-spinal, et probablement aussi à une portion du cerveau. Ils avaient conseillé d'exercer une légère compression, laquelle fut abandonnée au bout de quelques jours, parce qu'elle semblait plus douloureuse. A partir de ce moment, l'enfant commença à mal se porter; il cessa de marcher, devint morose; l'appétit cessa, la tumeur devint douloureuse. La tumeur augmentait de volume et devenait plus tendue; enfin, les symptômes s'exagérant, l'enfant devient agité ; il a quelques contractions ; la tumeur devient de plus en plus tendue ; les téguments sont très amincis, et le 2 octobre, c'est-à-dire environ deux mois et demi après l'apparition, le docteur Holt, appelé près de l'enfant, crut nécessaire d'intervenir.

Il pratiqua une ponction avec un trocart fin ; huit onces d'un liquide clair furent évacuées. La tumeur s'affaissa et l'on put manifestement reconnaître une fracture de l'os frontal. La piqûre se cicatrisa et la tumeur s'accrut de nouveau.

Le 10 octobre. — Des soubresauts se produisirent dans la jambe gauche, et dans la matinée la conjonctive se déchira, et une assez grande quantité d'un liquide clair, suintant constamment, obligeait à maintenir des éponges sur la tumeur ; d'après les parents, il se serait écoulé plus d'une pinte de liquide en 24 heures.

Les jours suivants l'écoulement continua, l'enfant fut atteint de convulsions *du côté gauche*, puis tomba dans le coma, et mourut le 13 octobre. *Les deux derniers jours, la tumeur avait diminué considérablement, et l'on pouvait sentir la fracture.* Le Dr Haward put obtenir l'autorisation d'examiner le crâne, à la condition de na pas ouvrir la tête, ni le corps.

Autopsie. — Il existe une fracture du frontal droit ; une portion de la bosse frontale, du diamètre d'un écu, est enfoncée de presque toute l'épaisseur de l'os. L'arcade orbitaire est fracturée et l'apophyse orbitaire externe est écartée avec toute la portion correspondante de la paroi orbitaire, et de l'arcade sourcilière, de façon qu'un manche de scalpel peut pénétrer dans la cavité crânienne, et atteindre la substance cérébrale à travers la fracture et les membranes déchirées. L'os est dépourvu de péricrâne dans toutes les parties enfoncées, et, à ce niveau, le péricrâne et les téguments ont été soulevés par le liquide et formaient une large poche. Il y a une très petite quantité de pus au niveau du bord orbitaire. La dépression de la partie supérieure de l'os maintenait, *comme l'eût fait un coin*, l'écartement de la portion orbitaire, et s'opposait à la réduction. Il y avait une petite esquille au niveau de la fracture orbitaire.

M. Haward insiste avec raison sur les particularités de ce fait. A la suite de l'accident, l'enfant se trouva *quelque peu* dans les conditions du méningocèle ordinaire avec la complication d'une fracture.

Il est à supposer que, si l'enfant eût vécu, la tumeur aurait été séparée de la cavité crânienne par la réunion des os, et convertie en kyste. Il est probable que les convulsions dernières, *en raison de leur localisation au côté gauche, étaient dues à l'irritation subie par le cerveau au contact des fragments, après l'issue du liquide céré-bro-spinal ; il eût été difficile, d'ailleurs, de les attribuer au seul fait de l'écoulement de ce liquide.*

L'histoire entière du malade semble être en faveur d'un traitement purement expectant.

(The Lancet, 17 juillet 1869, et traduction dans la *Gazette hebdomadaire* 1869).

Observation IV

Fracture du pariétal droit. Communication de la fracture avec la cavité arachnoïdienne. Ponctions capillaires. — Symptômes de méningite. Mort. Autopsie. Par Bourneville, interne.

Bigot, Joseph, 14 mois, est entré le 31 décembre 1866, au n° 32 de la salle Saint-Côme. Trois semaines auparavant, cet enfant aurait fait une chute dans des conditions mal définies. Quelques jours après, il s'est formé à la région pariétale, en avant, au-dessus et en arrière de l'oreille, une tumeur nettement délimitée, du volume d'une orange, composée de deux parties : l'une, antérieure, est allongée ; l'autre, postérieure, est arrondie. La peau qui revêt cette tumeur a sa température et sa coloration normales ; toutefois, le réseau veineux sous-cutané est assez développé. Au toucher, on a la sensation d'une masse molle, fluctuante, si ce n'est en arrière, où il y a une certaine résistance. Le doigt suit facilement une crête osseuse, irrégulière, à bords minces, envoyant deux prolongements en forme de pointes, l'une au-dessus de l'oreille, l'autre vers le bord supérieur du pariétal, disposition qui fait soupçonner l'existence d'une fracture. Pas de battements sur la tumeur ; nul phénomène de compression ; pas de paralysie des membres ; les autres fonctions s'exécutent d'une manière convenable.

2 janvier 1867. — Ponction avec un trocart capillaire. Écoulement d'un demi-verre à Bordeaux d'un liquide citrin, un peu trouble, donnant par le nitrate d'argent un léger précipité blanc, caillebotté. Au bout de quelques instants la tumeur avait repris ses dimensions premières, et la tension était aussi considérable.

3. — Ponction avec un petit trocart. Il sort près de 50 grammes d'un liquide d'abord citrin, puis sanguinolent et mêlé de petites masses blanches opaques, constituées, au microscope, par de la fibrine. Même précipité par l'azotate d'argent. La piqûre faite par l'instrument a occasionné une petite hémorrhagie, aisément tarie par une compressien instituée avec de la ouate collodionnée. De même que la veille, la tumeur, quelques instants plus tard, était aussi volumineuse qu'avant l'opération.

10. — Anesthésie avec le chloroforme. Incision de la tumeur, issue d'un liquide jaunâtre, louche, et de grumeaux blancs, fibrineux, lesquels résistaient, lorsqu'on appuyait sur la tumeur, ou s'opposaient à l'évacuation du liquide. Hémorrhagie médiocrement abondante. Avec le doigt, on sent une ouverture, dirigée d'avant en arrière ; les lèvres limitantes sont écartées d'un centimètre et demi environ ; le petit doigt y pénètre sans obstacle. Charpie imbibée de baume du commandeur.

Soir. — Abattement. Physionomie altérée : yeux enfoncés dans les orbites, cernés ; pupilles contractiles, un peu dilatées ; la gauche plus que la droite. Toute la journée, écoulement d'un liquide tachant le linge en rose. La tumeur a le même volume que ce matin, autant qu'il est possible d'en juger, car la masse de charpie mise à la visite n'a pas été retirée.

La sensibilité au chatouillement, au pincement paraît normale ; l'enfant pousse des cris aigus, se rapprochant un peu des cris hydrencéphaliques, et ne ressemblant pas à ceux qu'il poussait les jours précédents. Pouls fréquent, très petit.

11 et 12. — Écoulement assez abondant d'un liquide séreux, inco-

lore. L'abattement a diminué. La nuit dernière, on a remarqué de la roideur dans les membres supérieurs.

13. — La physionomie paraît plus naturelle. Chaleur légère à la peau. La plaie fournit un liquide séro-purulent. Quelques mouvements convulsifs, douteux, pendant la nuit dernière. L'appétit se maintient, les fonctions digestives sont passables.

14. — Fièvre plus intense. Face chaude, injectée. Les différentes espèces de sensibilité sont en apparence naturelles. A de rares intervalles, soubresauts des membres ; pas de contracture. Altération des traits, acuité de la voix. Sommeil. La suppuration augmente.

17. — Contracture des muscles fléchisseurs des jambes sur les cuisses. Strabisme. Pupilles légèrement dilatées. Inappétence, soif vive, pas de vomissements. Selle quotidienne.

20. — Roideur du cou depuis deux jours, la tête est portée en arrière. Le facies est le même ; le regard est fixe, toutefois l'enfant suit lentement des yeux les objets qu'on lui fait voir. Mâchonnement ; ni contracture des mâchoires, ni gêne de la déglutition ; carphologie très prononcée ; hier le petit malade essayait sans cesse de se mordre les doigts. La motilité et la sensibilité sont intactes. Contracture des muscles fléchisseurs des membres inférieurs.

21. — Les contractures sont les mêmes. Strabisme vers la gauche ; pupilles égales. Coma. L'enfant succombe à 7 heures du soir.

Autopsie le 23. — Tête. Sur la région pariétale droite on retrouve avec ses dimensions la tumeur qui existait pendant la vie.

Les lèvres de la plaie sont blafardes. En agrandissant l'incision, on fait sortir une grande quantité de pus verdâtre, épais. Lorsque les os sont débarrassés des téguments, on aperçoit une fracture, presque verticale, du pariétal droit, fracture mesurant 10 à 12 centimètres. Les bords de la solution de continuité, distants de 5 millimètres environ à la partie supérieure, sont éloignés en bas de près de 1 centimètre ; c'est en ce point que le doigt pénétrait. Du pus s'était accumulé entre l'os et les parties molles, qui avaient une teinte noirâtre.

Les méninges, adhérentes au pourtour de la plaie osseuse, ont une coloration verdâtre ; il existe un orifice de communication entre celle-ci et la grande cavité de l'arachnoïde, particularité expliquant surabondamment le flux séreux, que nous avons noté pendant la vie. En outre, au niveau de la région pariétale, la substance cérébrale était ramollie, diffluente ; il y avait une sorte d'ulcération qui s'étendait jusqu'au ventricule latéral correspondant.

Çà et là sur la pie-mère, dépôts plastiques blancs jaunâtres ; cette membrane, épaissie, ne s'enlève qu'avec la plus grande difficulté par petits fragments qui entraînent une couche plus ou moins considérable de substance grise. C'est principalement au voisinage du foyer situé en face de la fracture que ces adhérences sont les plus nombreuses et les plus fortes. Partout ailleurs, soit à la base, soit à la convexité, elles se rencontrent et offrent une résistance variable. Nous n'avons rien à ajouter à ce que nous avons dit relativement à la consistance du tissu nerveux. La couleur de la substance blanche était modifiée ; la couche la plus voisine de la substance grise avait une coloration légèrement rougeâtre, rappelant celle de la chair de saumon. Les autres organes n'ont pu être examinés.

(Cliniques de Giraldès, 1869, p. 730).

Observation V

Cas de fracture du crâne, suivi d'une collection de liquide cérébro-spinal sous le cuir chevelu. — Rétablissement, par R. Clément Lucas.

Emma C..., âgée de 2 ans 1/2, fut admise à l'hôpital Evelina pour les enfants malades, le 4 août 1875.

Il fut établi que, trois semaines avant son entrée, l'enfant était tombée d'une fenêtre, d'une hauteur de dix-huit pieds, et qu'elle fut trouvée gisant sur le côté gauche en état d'insensibilité complète. Une demi heure environ après l'accident, l'enfant, dit-on, avait crié et eu des vomissements, mais elle était restée sans connaissance jusqu'au lendemain. Depuis elle n'a pas parlé, et, bien que revenue à elle, est restée triste et abattue.

Une semaine environ avant son entrée, la mère remarqua, sur le côté gauche de la tête de l'enfant, une tumeur, située un peu au-dessus de l'oreille ; cette tumeur se serait accrue graduellement jusqu'à l'heure actuelle.

A l'époque de l'entrée, il n'y avait pas de symptômes locaux d'une lésion cérébrale ; pas de paralysie, pupilles égales et contractiles ; miction normale. Pas de vomissement depuis l'accident. Mais l'enfant manquait de vivacité, était maussade et irritable, réclamant beaucoup d'attention, et s'occupant peu ou point des jouets.

Sur le côté gauche de la tête, était une tumeur de la grosseur environ d'un œuf de poule, occupant la fosse temporale, et s'étendant en avant de derrière l'oreille jusqu'à un pouce du rebord orbitaire.

En haut elle suivait exactement la ligne courbe temporale, en bas elle faisait une légère saillie au-dessus de l'arcade zygomatique, et déprimait l'oreille, de telle sorte que la partie supérieure du pavillon était à angle droit avec le côté de la tête. Un peu en arrière était une autre tumeur de la grosseur d'une noix environ, réunie à la grande tumeur en avant par un isthme étroit. Chaque tumeur était manifestement fluctuante, et, par une compression alternative, on pouvait faire passer le liquide de la petite tumeur dans la grande et réciproquement. Pas de battements ; la manipulation des tumeurs ne paraissait pas l'incommoder. Température normale ; pouls régulier. M. Lucas, ayant résolu d'explorer le contenu de la tumeur au moyen d'un aspirateur, introduisit l'aiguille de l'instrument dans cette portion de la grosse tumeur, située derrière l'oreille, et retira exactement 2 onces d'une humeur très fluide, légèrement trouble, opalescente. Ce liquide, qui présentait les caractères généraux du liquide cérébro-spinal, fut confié pour l'analyse au docteur Stevenson, qui fournit le rapport suivant :

Le liquide était légèrement trouble, et contenait quelques flocons fibrineux en suspension. Poids spécifique 1,0059.

Matière organique.	19
Sel commun (chlorure de sodium).	43
Autres sels.	31
Eau.	99.07
Total.	100.00

La matière organique renfermait de l'albumine; pas de sucre.

Après l'évacuation du liquide, on put distinctement sentir une fracture avec dépression profonde. Elle commençait par une dépression triangulaire, répondant à la place occupée par la petite tumeur, et se dirigeait en avait un peu au-dessus de l'oreille dans la région temporale.

La dépression occupait la place de la fontanelle látérale postérieure : on eût pu croire qu'elle était due à un défaut d'ossification du crâne en cet endroit, mais comme on ne trouvait pas de dépression semblable du côté opposé, et que les autres fontanelles avaient toutes disparu, il n'est pas improbable que l'os wormien, qui habituellement sert à fermer l'ouverture, avait été enfoncé.

Une dépression linéaire irrégulière réunissait cet enfoncement avec un autre situé environ au niveau de la partie postéro-supérieure du pavillon, et correspond à l'intervalle qui sépare les portions écailleuse et mastoïdienne du temporal. Au-dessus de l'oreille, la fracture se divisait en deux branches : l'une, formant une crête à bord excessivement tranchant, irrégulière, s'élevait au niveau de la ligne courbe temporale ; l'autre se dirigeait plus horizontalement en avant un peu au-dessus du niveau de l'arcade zygomatique. La remarquable facilité avec laquelle on put sentir les bords de la fracture après l'évacuation du liquide, permit d'en faire le dessin. Un sac de glace fut appliqué sur la tête après l'opération, qui fut faite dans le milieu du jour.

5 août. — Depuis l'opération l'enfant n'a pas eu de symptômes sérieux. Température, pouls, respiration normales. Cependant peu après l'opération, le liquide commença de nouveau à s'accumuler, et hier, à 4 du soir, la tumeur était presque aussi volumineuse qu'avant l'opération.

Le 6. — L'enfant est très irritable, et n'aime pas à être dérangée, Sommeil bon. Température normale ; pouls, 120 ; respiration, 28.

Le 7. — Pas de changement dans l'état de l'enfant.

Le 9. — Un peu de diarrhée. L'enfant est moins irritable. La tumeur a quelque peu diminué.

Le 10. — La petite malade est encore morose, et a une légère tendance à la diarrhée; la tumeur est un peu moindre.

Le 20. — Pas de changement.

Le 28. — Le liquide dans la tumeur s'est mis à diminuer lentement, et la fracture peut être distinctement sentie. On a noté que la quantité de liquide contenue dans la tumeur varie à différents moments, étant moindre, quand l'enfant est tranquille, augmentant quand elle crie. Pas de signes de dérangement cérébral, si ce n'est l'irritabilité du caractère.

Le 1er septembre. — Pas de changement. L'enfant continue à bien prendre ses aliments. Pas de symptômes cérébraux.

Le 8. — Le liquide de la tumeur diminue graduellement. La fracture peut être distinctement reconnue. L'état général de l'enfant semble bon, mais elle est d'un caractère excessivement rageur et irritable.

Le 15. — La tumeur a disparu presque en totalité. L'enfant est selon toute apparence en parfait état, bien que le siège de la fracture puisse encore être distinctement senti.

Le 6 octobre. — La malade sort de l'hôpital.

Le 15 décembre. — L'enfant fut amenée ce matin, comme malade du dehors pour voir M. Lucas. La tumeur, qui avait disparu de la tempe avant son départ de l'hôpital, n'est pas réapparue. Il reste cependant, un peu au-dessus de l'oreille, une petite tumeur qui contient environ un drachme de liquide ; elle est située immédiatement au-dessus de la dépression antérieure. Cette tumeur augmente de volume et devient tendue quand l'enfant crie. La dépression postérieure peut encore être distinctement sentie. La mère dit que l'enfant n'a pas parlé depuis l'accident, et reste maussade et irritable, exigeant constamment qu'on s'occupe d'elle. Elle n'a jamais essayé de marcher depuis le traumatisme, bien qu'avant elle était continuellement à courir partout,

Pour demander à manger elle tend les mains. Elle est bien développée, et semble intelligente.

Le Dr Lucas, qui connaissait les cas d'Erichson et de Haward, est opposé à l'intervention opératoire. Ce qu'il redoute, à la suite de l'évacuation du liquide, c'est l'irritation que pourrait éprouver le cerveau au contact des fragments de la fracture. Il n'aurait recours à la ponction qu'en cas d'incertitude du diagnostic.

L'absence des signes locaux d'inflammation, la transparence, et, à la palpation, une sensation particulière due à l'extrême fluidité du liquide sont pour lui des caractères qui permettent de distinguer une tumeur contenant du liquide cérébro-spinal, d'une tumeur qui contiendrait du pus. Les battements, l'augmentation de volume sous l'influence des cris coïncidant avec l'absence d'élévation de la température confirmeraient le diagnostic.

(Guy's Hospital reports, 1876, p. 393 (traduction personnelle), et Archives générales de médecine, 1878, t. 1, p. 367.

Observation VI

Dans un cas soumis à mes soins, l'enfant, affecté d'hydrocéphalie, tomba sur la tête du haut d'une maison, et se fit une longue fracture à travers le côté gauche du crâne, mais sans blessure des téguments. Très peu de temps après l'accident, une vaste tumeur molle et fluctuante se forma sous le cuir chevelu au niveau de la fracture; l'ayant ponctionnée, on en tira environ trois onces de liquide hydrocéphalique. Cette opération fut répétée, mais l'enfant mourut dix jours environ après le traumatisme, avec de l'hémiplégie du côté opposé, et des convulsions.

(Erichsen. Science and art of Surgery, 1872, 6e éd., t. I, p. 423) (traduction personnelle).

Observation VII.

Fracture du frontal; abcès communiquant avec la cavité encéphalique, par M. Emery, interne des hôpitaux.

X..., 2 ans, morte à l'hôpital des Enfants, fin janvier 1876.

A l'autopsie, on constate : Fracture du frontal, commençant au niveau de la tête du sourcil, et s'étendant obliquement jusque dans la région temporale, sur une longueur de 8 centimètres environ. Écartement considérable des deux fragments, circonscrivant ainsi une fente allongée qui n'a pas moins de 3 centimètres dans sa partie moyenne. Une lame fibreuse, d'apparence et de consistance apnévrotique, passe de l'un à l'autre comme un pont et adhère par toute sa surface à la face profonde de la peau du front.

Cette lame enlevée, on découvre une cavité assez spacieuse, creusée aux dépens du lobe frontal, nettement circonscrite et fermée de toutes parts par suite d'adhérences établies sur tout son pourtour entre la face externe du cerveau et la table interne du frontal. Nulle communication avec les ventricules, ni avec la grande cavité arachnoïdienne. Ces lésions donnèrent lieu pendant la vie aux symptômes suivants :

Déformation de la moitié droite de la face. Tumeur allongée, occupant les régions frontale et temporale, sans changement de couleur à la peau, molle, fluctuante, sans battements, irréductible, les tentatives faites dans le but de la réduire ne donnant lieu du reste à aucun phénomène de compression de l'encéphale. On constate en outre que la peau glisse facilement en-dessus d'elle, que ses limites sont très nettement indiquées par un bourrelet osseux existant sur tout son pourtour.

L'hypothèse d'un kyste dermoïde étant écartée, et d'un autre côté étant donnée la déformation du crâne, l'origine évidemment traumatique (chute d'un 2° étage 6 mois auparavant), l'irréductibilité, l'absence de battements, on diagnostique un épanchement sanguin dont la partie solide se serait seule résorbée. Ponction capillaire. Ecoulement d'un liquide séreux, la tumeur disparaît, *mais pour se reproduire* dans l'espace de 2 jours.

Seton filiforme. — Accidents méningitiques. Le séton enlevé, les accidents disparaissent. Mais l'ouverture faite par le fil ne se referme point et par cet orifice fistuleux s'écoule constamment *un liquide séreux et clair*, en même temps qu'apparaissaient dans la tumeur *des battements* isochrones au pouls. Il n'y avait plus à douter, le liquide était évidemment du liquide céphalo-rachidien, la poche communiquait avec la séreuse crânienne, c'était une *méningocèle traumatique.*

Bientôt apparurent d'autres accidents. La peau s'imbiba et se ramollit, il se fit de petites excoriations qui devinrent le point de départ d'une érysipèle qui emporta rapidement la petite malade.

Quel nom donner à cette affection? Méningocèle traumatique? C'est l'opinion de M. Desprès. Etait-il possible de faire un diagnostic précis? Les faits de ce genre sont assez rares. Un cas à peu près analogue est relaté dans les *cliniques de Giraldès*. Un enfant avait fait une chute sur la tête; quelques mois après on constate une petite tumeur, fluctuante, sans battements, irréductible, on croit à un kyste, on ponctionne, et l'enfant meurt de méningite. A l'autopsie on constate une toute petite perforation de la paroi crânienne et une communication de la poche avec la grande séreuse arachnoïdienne. On le voit, dans les deux cas la tumeur était irréductible et l'origine traumatique seule pouvait faire soupçonner sa communication avec l'encéphale.

M. Desprès. — Une semblable tumeur est tout à-fait comparable aux méningocèles et, comme telle, ne doit être ni ponctionnée, ni incisée; quelle indication a conduit à faire une ponction dans le cas présent?

M. Emery. — L'absence de battements, de réductibilité et d'accidents lors des tentatives de réduction avaient fait supposer qu'il n'existait pas de communication avec l'intérieur du crâne.

(*Bullet. de la Soc. Anatomiq.* 1876, p. 36).

Observation VIII

Fracture du crâne. — Épanchement de liquide cérébro-spinal sous le cuir chevelu. — Aspiration. — Guérison. — (Reckitt).

Le 6 septembre 1880, J. W..., âgé de 2 ans et demi, fut renversé par une voiture, dont la roue lui heurta la tête. L'enfant demeura insensible plusieurs heures. M. Greenwood le vit chez lui, et prescrivit des lotions froides et du repos. Deux ou trois jours après, la mère remarqua du strabisme et une tuméfaction du cuir chevelu, de la dimension d'un œuf de poule, au-dessus des os pariétal et temporal droits. Enfant en partie revenu à lui, mais incapable de marcher ou de parler. La semaine suivante, M. Greenwood me fit voir le cas avec lui, et nous pûmes alors diagnostiquer une fracture du pariétal à son union avec la portion écailleuse du temporal. Il fut convenu d'aspirer la tumeur. C'est ce que je fis, en effet, avec la plus petite aiguille. Je retirai une once et demie d'un liquide jaune clair et limpide. Application d'un tampon de charpie; solide compression par un bandage. Cette compression fut conservée pendant une semaine. Au bout de ce temps, la tumeur et le strabisme avaient disparu, mais l'impotence des jambes persistait. Après l'évacuation du liquide, la partie fracturée put être distinctement sentie : il y avait, au niveau de la suture squamo-pariétale, un trou assez grand pour admettre l'extrémité de l'index.

Remarques. — De l'existence du strabisme avant la ponction de la tumeur, nous pûmes inférer que nous avions affaire à un cas de méningocèle traumatique, la hernie des méninges à travers l'écartement des os et l'épanchement du liquide céphalo-rachidien au dedans déterminant de la compression sur tout l'encéphale, et produisant le strabisme. Quoi qu'il en soit, le fait est que le strabisme disparut avec le liquide. Celui-ci, essayé avec soin, se trouva contenir seulement une très faible quantité d'albumine. Deux mois après l'accident, la paraplégie persistait ; aussi est-il certain que la roue avait passé sur la colonne vertébrale ou que celle-ci avait été lésée d'une façon quelconque.

(*Lancet*, 1881, t. I, p. 909).
(Traduction personnelle).

OBSERVATION IX (Service de M. le prof. Verneuil).

(Je dois à l'obligeance de M. Tuffier, interne des hôpitaux, la plus grande partie des documents qui ont servi à la rédaction de cette observation.

Gilbert, âgé de 52 ans, maroquinier, entre le 30 avril 1883, à la Pitié, salle Michon, lit n° 48, dans le service de M. le professeur Verneuil.

A la suite de chagrins de famille, possédé peut-être un peu du délire des persécutions, cet homme s'était tiré, le 7 avril, deux coups de revolver (7 m. m.) dans la région frontale. Après pansement de la blessure, il est ramené dans son village par les soins de ses amis. Il n'aurait perdu connaissance qu'une demi-heure, et aurait pu marcher et rentrer chez lui à pied. Le lendemain il a un peu de délire. Il reste alité pendant trois jours seulement. Les jours suivants, il peut aller et venir dans sa chambre sans éprouver de douleurs de tête. Parfois la plaie s'ouvrait pour donner issue à un liquide blanc ; en même temps, elle était le siège d'un bruit, comparé par le malade à celui d'une pompe aspirante et foulante, avec *glouglou* caractéristique. Quand il baissait la tête, du sang et de la sérosité rousse, s'écoulaient par la blessure. Polyurie très nette après l'accident. Au bout de quinze jours, la plaie était cicatrisée.

Il y a dix jours, le malade commença à éprouver une céphalalgie violente dans la région frontale et dans la région occipitale, derrière l'oreille droite. En même temps une grosseur apparaissait, augmentait peu à peu de volume, au point précis du traumatisme. La céphalalgie persistant, le malade fatigué par la douleur et les nuits d'insomnie, se décide à entrer à l'hôpital.

A l'entrée, on constate ce qui suit : asymétrie faciale avec gonflement malaire, congénitale. Dans la région médiane du front, tumeur du volume d'une noix, rougeâtre, violette, mollasse, réductible, ayant à son centre les cicatrices violacées des deux balles. Elle présente un mouvement d'expansion, isochrone au pouls. Les pulsations ne sont pas égales : les mouvements respiratoires ont une influence sur elles. La réduction de la tumeur provoque une céphalalgie violente, mais pas de syncope. Après réduction on sent une dépression du crâne.

Dans la nuit du 1er au du 2 mai, ouverture de la tumeur au niveau d'un petit point blanc, situé à l'orifice de l'une des balles. Diminution de la douleur. Les mouvements d'expansion sont beaucoup plus accentués. On sent très nettement la dépression des os du crâne. Pansement avec la tarlatane phéniquée, recouverte d'un morceau de baudruche collodionnée ; on a soin de ménager une petite cavité pour recueillir la sérosité qui suinte par l'un des orifices.

Sous l'influence des soins et du repos, l'état général du malade s'améliore. La tumeur diminue peu à peu, et bientôt disparaît. Le malade se sentant tout à fait bien sort le 30 juin. Avant la sortie on relève exactement la situation des cicatrices. De chaque côté de la ligne médiane du front, on peut voir deux taches foncées, déprimées, distantes entre elles (1) de 0,01 environ : la droite se trouve à 4 cent. au-dessus de la ligne sourcilière, la gauche à 3 cent. et demi.

Le malade rentre le 30 juin. Il raconte que le lendemain même de sa sortie, il avait repris son travail, mais que le surlendemain il avait été obligé d'y renoncer, incapable qu'il était de stationner longtemps debout, ainsi que son métier l'exigeait. Il éprouvait des éblouissements des vertiges, et comme des battements dans la moitié droite de la tête, Il avait entièrement perdu l'appétit. La nuit, il était en proie à l'insomnie et aux cauchemars. Dans la nuit du 29 au 30, il avait failli sous l'influence d'une hallucination se jeter par la fenêtre ; mais il avait eu à temps conscience de la situation. C'est cet incident qui le décide à rentrer.

1. Suivant une ligne oblique en bas et à gauche

30 juin. — Les blessures suppurent un peu. Le malade est abattu, sans appétit. Pas de strabisme.

2 juillet. — L'appétit est revenu. Le malade a dormi, mais il se plaint toujoujours de douleurs dans la moitié droite de la tête.

9. — Depuis le 3, le malade a de la diarrhée; il a de nouveau perdu l'appétit. Depuis quelques jours, il se lève la nuit : il est un peu délirant.

11 et 12. — Au lieu de se lever comme d'habitude, le malade est resté couché et somnolent pendant ces deux jours. Il aurait présenté quelques secousses musculaires. Le 11, T. 38°,2 le soir. Le 12, T. 37°,5 le matin ; 38°,4 le soir. Les jours suivants la température redevient normale ; le malade se lève, il va même se promener au jardin.

19. — Depuis hier le malade est dans un état semi-comateux. Il est complètement insensible. Contractures généralisées. Rotation de la tête à droite. La pupille droite est légèrement dilatée. Incontinence de l'urine et des matières fécales. Le 18, T. 37°,8, le soir. Le 19, T. 38°,2, le matin ; 38°,3, le soir.

20-21. — Même état que précédemment. On constate l'abolition des réflexes tendineux au genou. Strabisme vers la droite. Le 20, T. 38°,1, le matin, 38°,2, le soir. Le 21, T. 38°,2, le matin. Les plaies n'ont pas cessé de rejeter du pus. Le soir, la température atteint 40°. Le lendemain, la température s'est maintenue élevée, et le malade meurt dans le coma, à 5 heures du soir.

Autopsie le 24. — En disséquant les téguments au niveau des blessures, on trouve, arrêté sur l'os, au niveau d'un des orifices d'entrée, un petit morceau de plomb, fragment de l'une des balles. Les orifices osseux sont circulaires. Après avoir enlevé, sans les séparer, la calotte crânienne et le cerveau, on constate la présence, dans le lobe frontal droit, d'un abcès ayant le volume d'un petit œuf de poule, et, au fond de cet abcès, les deux projectiles à environ trois cent. des orifices d'entrée. Au bord de l'un de ces orifices, une petite esquille fait saillie en arrière. Au niveau de la partie moyenne de la première circonvolution frontale droite, le cerveau et les méninges adhèrent au pourtour des orifices osseux, formant une sorte de trajet fistuleux par lequel l'abcès s'ouvrait au dehors.

La rotation permanente de la tête à droite, observée pendant les derniers jours, pourrait être attribuée à l'irritation, par les parties profondes de l'abcès, des faisceaux qui viennent de la partie postérieure de la première circonvolution frontale.

La substance cérébrale, un peu ramollie dans le voisinage de l'abcès, offrait partout ailleurs une consistance scléreuse.

Les autres organes étaient sains.

Remarques. — Nous en tenant à notre sujet, nous nous contenterons de faire remarquer que, dans ce cas encore, rien ne vient justifier l'hypothèse d'une méningocèle. Quant à la question des indications de la trépanation qui se pose à propos de cette observation, des voix plus autorisées que la nôtre l'auront discutée, quand paraîtront ces lignes, l'attention de la Société de chirurgie ayant été attirée sur ce cas intéressant.

Observation X

Plaie pénétrante du crâne par arme à feu. Balle logée dans l'intérieur du crâne. Rétablissement ; par Kingston Barton.

Un jeune homme de 22 ans reçoit, par la décharge d'un petit pistolet Remington, une balle du poids de 36 grains qui lui infligea une plaie pénétrante du crâne. La blessure était située à environ deux pouces au-dessus d'une ligne horizontale passant pas les sourcils, et environ 1/2 de pouce à gauche de la ligne verticale médiane de l'os frontal. Onze heures environ après le traumatisme, la blessure présentait simplement l'apparence d'une légère piqûre de la peau du crâne ;

il y avait un peu de gonflement, de la meurtrissure, ou de la décoloration au siège de la blessure ; cependant l'œil gauche était fermé par l'ecchymose des paupières. Le troisième jour les téguments commencèrent à se soulever sous la blessure. Le quatrième jour après le traumatisme la tuméfaction de la peau présentait une forme globuleuse : c'était une tumeur d'environ 3/4 de pouce de diamètre, présentant des battements synchrones avec ceux du pouls au poignet. Cette tumeur pulsatile donnait la sensation d'un liquide situé immédiatement au-dessus de la peau, et le soulèvement ne semblait pas présenter les caractères de l'expansion. Le sixième jour, la tuméfaction diminua, mais, au lieu de sentir la tension d'une tumeur liquide, les doigts découvrirent sur l'os frontal une dépression circulaire manifestement de petite dimension. Ce jour là (le sixième), M. Thomas Smith vit le malade en consultation avec moi, et, la croûte ayant été enlevée, un stylet fut introduit dans la blessure.

Le stylet pénétra par son propre poids dans la cavité crânienne, se dirigeant droit en arrière vers l'occiput : il ne fut arrêté dans sa progression que par les doigts, qui en retenaient l'extrémité. Il s'écoula environ une cuiller à thé de liquide céphalo-rachidien, quand le stylet eut été introduit, et, après qu'on l'eut retiré, la dépression de l'os fut plus facilement sentie. Le pouls était à 44 avant l'emploi du stylet, mais il s'éleva à 50 immédiatement après. Les symptômes cérébraux avaient été ceux de la compression pendant les quelques jours qui précédèrent l'exploration avec le stylet. Une pièce de lint, trempée dans l'huile phéniquée, fut appliquée sur la blessure, et fut laissée en place jusqu'à sa guérison. Quelques autres pièces, destinées à maintenir la première, furent renouvelées quotidiennement. Un peu d'huile phéniquée fut versée chaque jour sur la première pièce de lint : ce fut là le seul traitement local employé. La blessure de la peau était complètement guérie le quatorzième jour après le traumatisme. Les symptômes de compression, qui existaient dès le premier jour, devinrent plus marqués le cinquième jour ; mais en 20 jours le pouls s'était élevé à 60, et il ne restait plus de symptômes cérébraux importants. La température dès l'abord ne fut jamais au-dessus de 37°. Les pupilles furent contractées. Le malade se plaignit longtemps de douleur au siége de la blessure, ainsi qu'à l'occiput.

Trois jours après le traumatisme, à l'examen ophthalmoscopique, le nerf optique gauche fut trouvé gonflé et ischémié. Pupille de l'œil droit normale. Comme il ne survint pas d'atrophie, la vision de l'œil gauche étant égale à celle de l'œil droit qui était normale, la cause probable de l'ischémie était un traumatisme de l'œil, ayant produit en même temps que l'ecchymose des paupières, une extravasation de sang dans le voisinage du canal optique, comprimant ainsi les veines du nerf optique.

Tendance à l'amygdalite ; coryza postérieur. Il eut de la diplopie pendant quelques jours, due plutôt à une paralysie du droit externe de l'œil gauche, qui d'ailleurs ne dura pas longtemps.

Quarante jours après le traumatisme le malade était en bonne voie de convalescence, lorsqu'un soir il fut pris soudainement d'une violente douleur de tête à l'endroit de la blessure, accompagnée de raideur. Pouls 100. Température 39°. Il était presque inconscient et en proie à un délire violent. Pendant plusieurs jours, vomissements d'aliments non digérés, douleur persistante, délire, fièvre. Ces symptômes s'amendèrent graduellement, puis disparurent. Parésie du côté droit de la face au moment de l'attaque. Pas de trace de névrite optique à l'œil gauche. Petites doses de calomel et d'opium ; repos absolu ; nourriture légère, tel fut le principal traitement employé. Le malade recouvra peu à peu les forces et l'appétit, et le soixante-quatorzième jour après l'accident il fut capable d'aller à la campagne. Il est encore très bien sous tous les rapports cinq mois après l'accident.

Dans les remarques, dont il fait suivre cette observation, l'auteur se préoccupe beaucoup de donner une issue à tout fluide capable de s'amasser dans la cavité crânienne, et d'y déterminer un excès de pression. Il insiste sur la simplicité du traitement local, et l'efficacité de l'occlusion et de l'antisepsie. Il se montre l'adversaire de toute exploration ayant pour but de rechercher le projectile.

(*The Lancet*, 1881, t. I. p. 248). (traduction personnelle).

Observation XI

M. George Lawson présenta un garçon qu'il avait trépané en avril 1866, pour une fracture étoilée de l'os frontal, causée par une chute sur le pavé, de la hauteur de trente pieds. Le garçon se rétablit rapidement, et quitta l'hôpital de Middlesex au bout de trois semaines. Après environ un mois de repos, il reprit son emploi aux écuries.

Dix-huit mois environ après sa sortie de l'hôpital, il fut réadmis avec la curieuse série de symptômes que voici. Le 21 octobre 1867, il eut un violent mal de tête, principalement limité au siège de la cicatrice, le mal de tête, cependant, se passa vers la nuit. Quatre jours plus tard, la douleur de tête revint, accompagnée d'étourdissement et d'un peu de saillie de la mince cicatrice. Le jour suivant la tumeur avait atteint la taille d'un demi œuf de poule : elle était chaude et douloureuse, et s'accompagnait d'un degré élevé de fièvre. Il vint alors dans le service de M. Shaw, qui soupçonnant que les symptômes étaient dus à la pression d'un amas de pus, ponctionna la cicatrice avec la pointe d'une lancette. Alors apparurent quelques gouttes d'un fluide clair, qui continua à s'écouler.

Quand, le 27 octobre au matin, une éruption confluente d'herpès apparut sur le côté de la bouche, tous les symptômes fébriles commencèrent aussitôt à s'amender, et, de cette époque jusqu'au 30 octobre, la tumeur diminua graduellement, mais continua à rejeter le même fluide clair en quantité journellement décroissante. Ce jour là, l'exsudation cessa, et la tumeur disparut entièrement. Le garçon quitta l'hôpital tout à fait bien ; il a repris, et a conservé jusqu'à l'heure actuelle son emploi aux écuries. Il n'a jamais souffert depuis du mal de tête. A l'époque de l'apparition de l'herpès, le liquide, qui était manifestement cérébro-spinal, s'écoula si rapidement, qu'une once en fut recueillie en une heure. Il sembla aussi couler plus librement pendant le sommeil que pendant le jour. Il était alcalin, contenant seulement une trace d'albumine, et pas de sucre.

(Société pathologique de Londres, *in British medical journal*, 1870, t. I, p. 167). (Traduction personnelle).

Imprim. A. DERENNE, Mayenne. — Paris, boulevard Saint-Michel, 52

www.ingramcontent.com/pod-product-compliance
Lightning Source LLC
Chambersburg PA
CBHW071237200326
41521CB00009B/1519

* 9 7 8 2 0 1 3 5 0 5 9 5 6 *